Thomas Himmelbauer

Rettungsdienstliche Struktur bei einem Großunfall

AF153081

Thomas Himmelbauer

Rettungsdienstliche Struktur bei einem Großunfall

Dargestellt am Beispiel der voestalpine in Linz/Österreich

Reihe Gesellschaftswissenschaften

Impressum / Imprint

Bibliografische Information der Deutschen Nationalbibliothek: Die Deutsche Nationalbibliothek verzeichnet diese Publikation in der Deutschen Nationalbibliografie; detaillierte bibliografische Daten sind im Internet über http://dnb.d-nb.de abrufbar.
Alle in diesem Buch genannten Marken und Produktnamen unterliegen warenzeichen-, marken- oder patentrechtlichem Schutz bzw. sind Warenzeichen oder eingetragene Warenzeichen der jeweiligen Inhaber. Die Wiedergabe von Marken, Produktnamen, Gebrauchsnamen, Handelsnamen, Warenbezeichnungen u.s.w. in diesem Werk berechtigt auch ohne besondere Kennzeichnung nicht zu der Annahme, dass solche Namen im Sinne der Warenzeichen- und Markenschutzgesetzgebung als frei zu betrachten wären und daher von jedermann benutzt werden dürften.

Bibliographic information published by the Deutsche Nationalbibliothek: The Deutsche Nationalbibliothek lists this publication in the Deutsche Nationalbibliografie; detailed bibliographic data are available in the Internet at http://dnb.d-nb.de.
Any brand names and product names mentioned in this book are subject to trademark, brand or patent protection and are trademarks or registered trademarks of their respective holders. The use of brand names, product names, common names, trade names, product descriptions etc. even without a particular marking in this works is in no way to be construed to mean that such names may be regarded as unrestricted in respect of trademark and brand protection legislation and could thus be used by anyone.

Coverbild / Cover image: www.ingimage.com

Verlag / Publisher:
AV Akademikerverlag
ist ein Imprint der / is a trademark of
OmniScriptum GmbH & Co. KG
Heinrich-Böcking-Str. 6-8, 66121 Saarbrücken, Deutschland / Germany
Email: info@akademikerverlag.de

Herstellung: siehe letzte Seite /
Printed at: see last page
ISBN: 978-3-639-63103-6

Inhaltsverzeichnis

1. Einleitung

Die voestalpine ist ein internationaler Stahlkonzern mit Sitz in Linz/Oberösterreich. Am Standort Linz beschäftigt Oberösterreichs größter Arbeitgeber über 10.000 Menschen im Tagdienst, aber auch im Schichtbetrieb. Jeder Industriebetrieb birgt mit seinen teils hochsensiblen und unterschiedlichen Anlagen ein Gefahrenpotenzial und trägt oftmals zur Beunruhigung der umliegenden Bevölkerung bei.

Die voestalpine ist sich dieser großen Verantwortung bewusst und unternimmt alles, um möglichen Störfällen vorzubeugen. Trotz der hohen Sicherheit der Anlagen lassen sich Unfälle jedoch nie vollständig ausschließen. Für seine Mitarbeiter leistet sich das Unternehmen ein eigenes Betriebsmedizinisches Zentrum (BMZ). Neben den Abteilungen Unfallmedizin, Arbeitsmedizin und Physiotherapie betreibt die voestalpine auch einen eigenen Rettungsdienst.

Die speziell ausgebildeten Notfallsanitäter der Werksrettung haben ein sehr breit gefächertes Aufgabengebiet, welches auf die unterschiedlichen Anforderungen abgestimmt ist. Für alle täglichen Einsätze ist die Mannschaft entsprechend ausgebildet und auch ausgerüstet. Was aber passiert, wenn es doch eines Tages zu einem Industrieunfall mit Beteiligung einer großer Anzahl von Personen kommt?

„Gibt es für den Rettungsdienst im Werksgelände gesetzliche Vorschriften in Bezug auf Materialbevorratung bei größeren Schadenslagen am Standort Linz?"

Oder wäre im Anlassfall eine spezielle Einsatztaktik bzw. Ausrückeordnung das Nonplusultra? Die Herausforderung liegt darin, zu recherchieren, welche Unterlagen, Gesetze, Verordnungen, etc. zur Klärung der Frage beitragen.

Methodik, Ergebnisse, Fazit

Zur Aufarbeitung der Fragestellung wurde ein hermeneutisches Literaturstudium gewählt. Dabei soll die Arbeit dem Leser einen kurzen Einblick in die Geschichte der voestalpine gewähren und Informationen zu den sicherheitsrelevanten Anlagen liefern. Neben Begriffsbestimmungen soll auch die Struktur und Arbeit der Werksrettung vorgestellt werden.

Die für die Klärung der Forschungsfrage relevanten Informationen werden in Zusammenfassungen inhaltlich wiedergegeben.

Ein kurzer empirischer Exkurs soll durch einen Blick über den „Tellerrand" zeigen, wie Stahlwerke im benachbarten Deutschland agieren. Dabei wurden dem Leiter des jeweiligen Rettungsdienstes per Email sieben Fragen zur Beantwortung übermittelt, um einen Vergleich der Arbeitsweise und der Organisation zu ermöglichen.

Ziel dieser Arbeit ist einerseits die Informationsgewinnung und Beseitigung eines eventuellen Missstandes. Zum anderen sollen die Ergebnisse in den Notfallplan der voestalpine eingearbeitet werden.

Sollten sich während der Recherche andere Erkenntnisse ergeben, so können diese auch als Empfehlung für eine spezielle Einsatztaktik bzw. einer strukturierten Ausrückeordnung im Einsatzfall gewertet und ebenfalls im Notfallplan verschriftlicht werden.

2. Die voestalpine – ein internationaler Konzern stellt sich vor

Dieses Kapitel soll in kurzer Form die Entstehung der voestalpine näher bringen. In Form eines historischen Überblickes soll der Werdegang des internationalen Konzerns von den Nachkriegsjahren bis heute kurz vorgestellt werden.

Der voestalpine-Konzern stellt seit vielen Jahren unter Beweis, dass nachhaltiger wirtschaftlicher Erfolg mit ökologischer und sozialer Verantwortung vereinbar ist. Die voestalpine AG bekennt sich in umfassender Weise zu Umweltschutz, nachhaltiger Produktion und Ressourcenschonung, gleichzeitig zählt sie in ihrer Branche seit Jahren unbestrittenermaßen zu den erfolgreichsten Unternehmen.[1] Das war nicht immer so. Begonnen hat der kometenhafte Aufstieg im Jahre 1938.

Historie[2]

1938-1945
Am 13. Mai 1938 erfolgt in Linz-St.Peter der Spatenstich für die Reichswerke AG für Erzbergbau und Eisenhütten unter dem Namen „Hermann Göring Werke". Der Firmenkomplex geht 1941 sukzessive in Betrieb, nachdem die ersten beiden Hochöfen angeblasen und das Kraftwerk der Hütte Linz fertiggestellt wurden.

1945-1955
Am 1. Oktober werden die „Hermann Göring Werke" in „Vereinigte Österreichische Eisen- und Stahlwerke AG" (VÖEST) umbenannt. Bis 1951 schreitet der Aufbau des Werkes rasch voran und im Jänner 1953 wird offiziell das erste LD-Stahlwerk der Welt sowie die Breitbandstraße mit einer fünfgerüstigen Walzstrecke in Betrieb genommen.

1956-1962
In der zweiten Hälfte der 1950er Jahre kommt es zu einer erheblichen Steigerung der Produktionstätigkeit und der Umsätze im In- und Ausland. Im Jahr 1962 wird ein nach den neuesten technischen Erkenntnissen umgebauter Hochofen in Betrieb genommen.

1963-1973

---

[1] www.voestalpine.com/group/de/presse (11.07.2012)
[2] www.voestalpine.com/group/de/konzern/historie (14.07.2012)

5

In den Jahren nach 1963 werden mehrere Betriebe im Zuge der Konzernierung eingegliedert. Zwischen 1970 und 1973 werden ein Kaltwalzgerüst, das LD-Stahlwerk III und eine Bandverzinkungsanlage in Betrieb genommen sowie die neue Lehrwerkstätte eröffnet.

1974-1985

Ab 1975 erreichen die internationalen Auswirkungen der Stahlkrise auch den Linzer Vorzeigebetrieb. In den Jahren 1975 bis 1985 werden neben dem Kaltwalzwerk II und dem Hochofen A auch der größte Plasma-Primärschmelzofen der Welt im Linzer Elektrostahlwerk in Dienst gestellt.

1986-1993

Bis zum Jahr 1988 schafft es die im Rahmen der Neustrukturierung entstandene VOEST-ALPINE STAHL AG wieder in die Gewinnzone. Bis 1990 werden weitere Anlagen in Betrieb genommen und die strategische Position verbessert sich deutlich.

1993-1995

Vor dem Hintergrund einer anhaltenden Krise am Stahlmarkt wird in den kommenden beiden Jahren alles für die geplante Privatisierung des Konzerns vorbereitet und die notwendigen Schritte gesetzt.

1995-2001

Im Oktober 1995 fällt der Startschuss zur Privatisierung durch den Verkauf von fast 32 Prozent der Staatsanteile über die Börse. Zu einer Veränderung der Unternehmensstruktur kommt es dann 2001 durch die Aufteilung in vier Divisionen. Konzernstrategie ist weiterhin Qualität und nicht eine Mengensteigerung.

2002 bis heute

Mit 2002 startet das – zu diesem Zeitpunkt – größte Investitionsprogramm eines österreichischen Industrieunternehmens. Es nennt sich „Linz 2010" und umfasst ein Investitionsvolumen von mehr als 2 Milliarden Euro. Im Jahr 2007 und damit um drei Jahre früher als geplant, geht es in die letzte Umsetzungsphase. Im September 2003 erfolgt schließlich die vollständige Privatisierung der voestalpine über die Börse. Seit dem 31. August 2005 ist mit dem Wandel der letzten Aktie die voestalpine zur Gänze in Privatbesitz. Mit der Wirtschaftskrise 2008/2009 kommen auch auf die voestalpine wieder härtere Zeiten zu. Doch seit Ende 2009 schreibt der österreichische Leitbetrieb permanent neue Gewinn- und Umsatzrekorde.

Mit 1. April 2011 setzte die voestalpine einen weiteren Grundstein in Richtung Qualitätsverbesserung. An diesem Tag nahm die neue Dienstleistungsgesellschaft mit dem Namen voestalpine Standortservice GmbH ihren Dienst auf. In dieser Gesellschaft sind alle am Werksgelände tätigen Dienstleister zusammengefasst. Neben dem Betriebsmedizinischen Zentrum, der Betriebsfeuerwehr und der Werkssicherung finden sich auch Abteilungen wie Gebäude- und Liegenschaftswesen, das Postzentrum oder die Werksgärtnerei. Die rund 320 Mitarbeiter werden ihre Kernaufgabe als Dienstleister in einem internationalen Stahlkonzern in gewohnter Weise weiterführen.

Ein weiterer Meilenstein wurde im Herbst 2012 mit dem Projekt „Nachrichtenzentrale" gesetzt. Dabei gilt es alle drei Einsatzorganisationen in einer einzigen Leitstelle zu vereinen. Derzeit wird der Notruf 122 ausschließlich von den Kollegen der Betriebsfeuerwehr bedient. Der Notruf 133 wird durch die Kollegen der Werkssicherung betreut, deren Aufgabe es auch ist, sämtliche Alarmauslösungen am Werksgelände zu bearbeiten sowie Lotsendienste zu organisieren. Die organisatorische Betreuung aller am Werksgelände ansässigen Fremdfirmen fällt ebenfalls in die Zuständigkeit der Werkssicherung. Da die Werksambulanz der voestalpine Stahl GmbH rund um die Uhr besetzt ist, wird der Notruf 144 durch das diplomierte Personal entgegengenommen. Bei den Notfallsanitätern der voestalpine ist während der Einsätze keine Kapazität für eine Leitstellentätigkeit gegeben.

Bis spätestens 2014 ist daher geplant, die derzeit dezentralen Disponenten unter ein Dach in eine gemeinsame Nachrichtenzentrale zusammenzuführen.

3. Der Rettungsdienst am Werksgelände der voestalpine

Dieses Kapitel liefert einen Einblick in Organisation und Umfang des Rettungsdienstes der voestalpine Stahl GmbH. Dabei handelt es sich um eine Berufsrettung, deren Mitarbeiter allesamt Angestellte der voestalpine Standortservice GmbH, einer 100%igen Tochterge-sellschaft der voestalpine Stahl GmbH sind, welche jedoch als eine Bezirksstelle des Rot Kreuz Landesverbandes Oberösterreich geführt wird.

Die Werksrettung ist Teil des Betriebsmedizinischen Zentrums (BMZ) und eine Bezirks-stelle des Roten Kreuzes Oberösterreich. Gegründet im Jänner 1949 als Ortsstelle agierte sie ab den späten 1960er Jahren als eigenständige Bezirksstelle des Rot Kreuz Landes-verbandes Oberösterreich. Das Jahr 1958 wurde durch den damaligen Primarius Univ. Prof. Dr Friedrich Wechselberger als Leiter der Unfallstation VÖEST geprägt. Er erkannte bereits Mitte der 1960iger Jahre, dass bei medizinischen Notfällen nicht der Patient zum Arzt, sondern der Arzt schnellstmöglich zum Patienten gebracht werden muss. Er gilt als Vater des ersten Notarztwagens in Europa, welchen er im Jahre 1958 am Werksgelände der voestalpine aus der Taufe hob und erstmals in Dienst stellte.

3.1 Auftrag

Die Werksrettung hat durch die Geschäftsleitung des Konzerns den vorrangigen Auftrag, den Rettungsdienst rund um die Uhr, 365 Tage im Jahr für das gesamte Werksgelände sicherzustellen. Dazu wird vom Betriebsmedizinischen Zentrum während der Bürozeiten zusätzlich ein Notarzt zur Besetzung des Notarztwagens beigestellt. Zudem müssen zu den Schichtwechselzeiten dezentrale Werksambulanzaußenstellen besetzt, die Physiothe-rapie unterstützt und Erste-Hilfe-Kurse abgehalten werden. Auch Ambulanzdienste bei Brand- oder Gaseinsätzen sowie Veranstaltungsambulanzen sind zu besetzen.

Außerhalb der Dienstzeiten der werkseigenen Notärzte müssen die Notfallsanitäter bei medizinischen Notfällen die Eintreffzeiten des alarmierten externen Notarztes aus der Landeshauptstadt Linz mit ihren erworbenen Notfallkompetenzen überbrücken. Auch sind sie für die gesamte Belegschaft für deren größere und kleinere „Wehwehchen" in physi-schen, psychischen und sozialen Belangen tätig.

3.2 Ausbildung und Tätigkeit der Notfallsanitäter

Die Mannschaft der Werksrettung der voestalpine Standortservice GmbH besteht aus 17 hauptberuflichen NotfallsanitäterInnen, welche in 12-Stunden-Schichten arbeiten. Unterstützt werden sie dabei in der Kernarbeitszeit (Tagdienst) durch den Bezirksgeschäftsleiter, der bei notfallmedizinischen Engpässen ebenfalls ein Fahrzeug besetzt.

Alle NFS sind in allgemeiner Notfallkompetenz NKA und NKV (Arzneimittellehre und Venenzugang) ausgebildet. Einige Mitarbeiter sind des weiteren noch in AMLS (Advanced Medical Life Support) und in PHTLS (Pre Hospital Trauma Life Support) zertifiziert. Acht Mitarbeiter besitzen die Berechtigung als Lehrsanitäter und Lehrbeauftragte in Erster Hilfe tätig zu werden.

Sieben Mitarbeiter der Werksrettung des Roten Kreuz voestalpine haben eine zweijährige Offiziersausbildung absolviert. Diese Ausbildung wurde beim Landesverband des Roten Kreuz Oberösterreich durchgeführt. Sie bilden in der voestalpine das Bezirksrettungskommando.

Eine zentrale Aufgabe der Notfallsanitäter in der voestalpine ist die Mithilfe in der Physiotherapie. In der einsatzfreien Zeit ist immer ein NFS unterstützend eingeteilt. Aus diesem Grund sind alle NFS auch ausgebildete medizinische Masseure mit der Spezialqualifikation Elektrotherapie. Zudem werden durch die NFS auch noch unterschiedliche Spezialmassagen durchgeführt. Dabei handelt es sich um Reflexzonenmassagen, Segmentmassagen, Bindegewebemassagen und asiatische Massagetechniken.

Durch die enge Zusammenarbeit mit der Betriebsfeuerwehr der voestalpine müssen alle NFS in schwerem Atemschutz und im Umgang mit Selbstrettern ausgebildet sein. Anwendung finden diese Ausbildungen bei Arbeiten an Gasleitungen. Um bei Seilbergungen durch die Betriebsfeuerwehr dem Patienten eine lückenlose Überwachung zukommen zu lassen, absolvierten die NFS auch ein Höhenrettungstraining mit den Kollegen der Betriebsfeuerwehr.

An Wochenenden und Feiertagen, aber auch in den Morgen- und Abendstunden zu den Schichtwechselzeiten wird durch einen Notfallsanitäter eine Außenstelle der Werksambulanz besetzt. Dabei werden zum Teil pflegerische Maßnahmen gesetzt, Beratungsgespräche geführt und Verbandwechsel übernommen. Neben der Versorgung von frischen Verletzungen ist auch das Entfernen von Augenfremdkörpern eine häufige Tätigkeit. Die notwendigen Berechtigungen für die Ausgabe ausgewählter Medikamente wurden durch den ärztlichen Leiter des Betriebsmedizinischen Zentrums erteilt.

Um die gesetzlichen Vorschriften einzuhalten, sind die Lehrsanitäter mit der Unterweisung in Erste-Hilfe beauftragt. Diese Kurse finden flächendeckend am gesamten Werksgelände statt und werden von den Lehrlingen bis zu den Mitarbeitern in den Vorstandssekretariaten besucht.

3.3 Versorgungsgebiet

Das Versorgungsgebiet des Rettungsdienstes umfasst ausschließlich das ca. 6,5 km² große Werksgelände. Nur in Ausnahmefällen und auf Anforderung der Rettungsleitzentrale in Linz kommt es zu Hilfeleistungen in einem benachbarten Chemiebetrieb oder am äußeren Rand des Werksgeländes.

Am Gelände der voestalpine bestehen über 140 Gebäude (Betriebs- und Sozialgebäude) sowie unzählige Hallen und Anlagen. Das Schienennetz mit einem Ausmaß von nahezu 160 Kilometern gleicht dem des Bundeslandes Vorarlberg. Auch die asphaltierten Straßen und Wege erreichen eine Länge von fast 50 Kilometern.

Riesige Anlagen wie Kokerei, Erzvorbereitung, Hochofen, Stahl- und Walzwerke sind der zentrale Kern der voestalpine Stahl GmbH. Dazu kommen noch das werkseigene Hafengelände und ein großes Kraftwerk mit eigenem Umspannwerk.

3.5 Ausstattung

Die Rot Kreuz Bezirksstelle voestalpine hat den Status einer autonomen und selbstverrechnenden Bezirksstelle. Aus diesem Grund und wegen den speziellen Anforderungen eines Stahl verarbeitenden Betriebes ist sie auch nicht an diverse Vorschriften hinsichtlich Fahrzeugbeschaffung eines bestimmten Typs gebunden.

Folgende Fahrzeuge sind bei der Werksrettung im Einsatz:

- 1 NAW: Typ Mercedes Sprinter Automatik, Ausbau ATOS Ambulanz Mobile – Delfis
- 2 RTW: Typ VW LT35, Ausbau Dlouhy, Tulln
- 1 KDO: Typ VW Sharan Automatik
- 1 SAR: Typ VW LT35, Suchhundestaffel

Zur Standardausstattung des Notarztwagens der Werksrettung der voestalpine wie Beatmungseinheit (Weinmann Standard) und Multifunktionsparameter (Lifepak 15) werden noch einige spezielle Gerätschaften und Materialen im Fahrzeug vorgehalten.

So ist der Lifepak 15 zusätzlich mit einem Fingerclipsensor zur Messung von CO-Vergiftungen und Met-Hämoglobin ausgestattet. Dies erleichtert auch die Beurteilung von unklaren Bewusstlosigkeiten bei Patienten, welche sich in Gaszonen aufgehalten haben. Für Arbeiten in großen Höhen werden im NAW drei Stück Klettergurte mit Absturzsicherung mitgeführt.

Da es sich beim Einsatzgebiet um ein Stahlwerk handelt, sind die NFS oftmals mit Traumata aller Kategorien gefordert. Aus diesem Grund werden für Amputationen und Verbrennungen (WaterJel) zwei weitere Notfalltaschen bereitgestellt. Neben diversen Notfalltaschen und notärztlichem Material wird noch ein intraossäres Bohrerset vorgehalten.

Für den Betriebskindergarten und der angegliederten Krabbelstube befindet sich ein Kindernotfall-Koffer im Fahrzeug. Ab Herbst 2012 werden in diesem Kindergarten in der Zeit von 06:00 Uhr bis ca. 15:30 Uhr an die 90 Kinder im Alter von einem bis zu vier Jahren durch Kindergartenpädagogen betreut.

Für etwaige chirurgische Eingriffe finden sich auch noch ein Thoraxdrainage-Set und ein Notkoniotomieset im NAW. Ein Smokerlyzer zur prozentuellen Ermittlung von Gasintoxikationen komplettiert die Ausstattung des NAW.

3.6 Persönliche Schutzausrüstung (PSA)

Besondere Gegebenheiten erfordern spezielle Lösungen. Im Falle der voestalpine trifft dies bei der gesamten Uniform und einigen Geräten zu. Da es das Rettungsteam am Hochofen, im Stahlwerk und im Warmwalzwerk mit erheblicher Hitzeeinwirkung und Funkenflug zu tun hat (sogenannte Heißbetriebe), müssen sich die Retter entsprechend schützen. Neben den erwähnten Gefahren gibt es auch noch Bereiche und Anlagen, bei denen vor Explosionsgefahr gewarnt wird. Auch dafür muss das Team gerüstet sein.

Wie sieht nun die PSA eines Notfallsanitäters in der voestalpine Stahl GmbH im Detail aus?

- Helm mit Visier und Nackenschutz
- Overall für Klettereinsätze, flammhemmend
- Uniformparka, flammhemmend
- Uniformhose, flammhemmend
- Sicherheitsstiefel der Klasse S3 mit hohem Schaft
- Schutzbrille
- Gaswarngerät
- Sauerstoff-Selbstretter
- Handfunkgerät (explosionsgeschützt)

Erfahrungsgemäß wird nicht bei jedem Einsatz die gesamte PSA benötigt. Trotzdem ist jeder Mitarbeiter verpflichtet die vollständige Ausrüstung stets im Fahrzeug bei sich zu führen um sich im Notfall entsprechend schützen zu können.

4. Sicherheitsrelevante Anlagen am Werksgelände

Teil dieses Kapitels ist es, die risikobehafteten Anlagen der voestalpine Stahl GmbH näher zu beschreiben und einen Überblick über die Arbeit in einem Stahlwerk zu geben. Im Sinne der besseren Lesbarkeit und dem daraus resultierenden technischen Verständnis für die Funktionsweise der Anlagen wurde auf eine Zusammenfassung verzichtet. Aus diesem Grund wurden die Beschreibungen der Anlagen eins zu eins aus der Umwelterklärung der voestalpine Stahl GmbH übernommen und entsprechen daher in den Punkten 4.1 bis 4.6 einem wörtlichen Zitat.

Der Rettungsdienst der voestalpine ist – genau wie alle anderen Rettungsdienste auch – für alle erdenklichen Notfälle des täglichen Geschehens bestens gerüstet. Die speziellen Anforderungen und Gegebenheiten eines Stahlwerkes in bekannter Dimension erfordern jedoch die Bereitstellung von speziellen Gerätschaften zur Abwicklung der anfallenden Einsätze. Bei einem unkontrollierten Störfall kann es naturgemäß zu einer großen Anzahl von verletzten oder erkrankten Personen kommen. Bei solchen Lagen sind die personellen und materiellen Ressourcen sehr rasch erschöpft.

Mit welchen sicherheitsrelevanten Anlagen und welchem Gefährdungspotenzial muss der Rettungsdienst der voestalpine rechnen?

Am Gelände der voestalpine in Linz befinden sich vier sicherheitstechnisch relevante Anlagenbereiche, deren Auswirkungen im Zuge eines Industrieunfalles über die Werksgrenzen reichen können[3].

- Koksofenbatterien inkl. Kokereigasgewinnung mit Leitungssystem und Gasometer
- Teerscheide- und Rohbenzolanlage inkl. Lagertank
- Hochofenanlage inkl. Gichtgasreinigung mit Leitungssystem und Gasometer
- Tiegelbetrieb inkl. Tiegelgasreinigung mit Leitungssystem und Gasometer

In weiterer Folge werden von der Fa. Linde Gas GmbH noch ein Wasserstofferzeugungskomplex und ein Luftzerlegungskomplex als sicherheitsrelevante Anlagen auf dem Werks-

---

[3]www.voestalpine.com/group/static/sites/default/downloads/de/presse/Umwelterklaerung_2011.pdf (19.07.2012)

gelände Linz betrieben. Bei der Erstellung von Sicherheitsberichten wird unter anderem auf folgende Sicherheitsaspekte geachtet:

- Die Prozesse und Reaktionen laufen in geschlossenen Systemen sicher ab.
- Gefährliche Stoffe werden, wenn möglich, ersetzt und die verbleibenden Mengen auf das unbedingt erforderliche Maß reduziert.
- Bei der Planung und dem Betrieb der Anlagen ist die Vermeidung von Unfällen von vorrangiger Bedeutung.
- Die Sicherheitssysteme sind grundsätzlich mehrstufig
- Die Anlagen werden von gut ausgebildetem und regelmäßig geschultem Personal betrieben, gewartet und geprüft.
- Die Anlagen werden nach den gesetzlichen Vorschriften von internen und externen Sachverständigen (z.B. TÜV) regelmäßig geprüft.

Seit Bestehen des Werkes hat es keinen Unfall gegeben, welcher die Bevölkerung in Mitleidenschaft gezogen hätte. Dies ist auch ein Verdienst der strengen behördlichen Auflagen, aber in erster Linie durch das umsichtige und verantwortungsbewusste Handeln der Betreiber. Einhaltung der Vorschriften und das Wahrnehmen der Vorsorgepflichten steht für die Verantwortlichen an oberster Stelle.

Damit die voestalpine für solche Anlagen eine Betriebsgenehmigung erhält, wird durch den Magistrat Linz die ständige Einsatzbereitschaft der eigenen über 100 Mann starken Betriebsfeuerwehr (BTF) gefordert. Pro Schicht sorgt ein kompletter Zug der BTF mit 21 Mann für die geforderte Sicherheit. Dem Rettungsdienst ist zurzeit über etwaige behördliche Auflagen hinsichtlich einer zusätzlichen Materialbevorratung oder einem personellen Mindeststand bei einem Industrieunfall nichts bekannt.

Wenn auch für alle Eventualitäten Vorsorgemaßnahmen getroffen werden, so lassen sich Unfälle leider nie ganz ausschließen. Die Wahrscheinlichkeit eines Unfalleintrittes mit Auswirkungen über das Werksgelände hinaus ist äußerst gering. Die voestalpine Stahl GmbH ist jedoch bemüht, in ihren immer wieder kehrenden und aktualisierten Ausgaben der Umwelterklärungen über mögliche Auswirkungen und Maßnahmen zu informieren.

Die nachfolgenden Informationen zu den sicherheitsrelevanten Anlagen und den durchgeführten Tätigkeiten finden sich in der Umwelterklärung 2011 der voestalpine unter dem

Kapitel „Sicherheitsmaßnahmen" auf den Seiten 19 bis 21 wieder. Da es sich dabei um technische Zusammenfassungen handelt, wurde aus Gründen des Verständnisses von einer Kürzung abgesehen und die Information wörtlich übernommen.

4.1 Koksofenbatterien inkl. Kokereigasgewinnung mit Leitungssystem u. Gasometer

Im Bereich Kokerei wird der für den Einsatz im Hochofen benötigte Koks erzeugt. Zu diesem Zweck wird fein gemahlene Kohle in Koksöfen, die zu Batterien á 40 Stück zusammengefasst sind, für einen Zeitraum von etwa 18 Stunden auf eine Temperatur von ca. 1.250 Grad Celsius erhitzt. Bei diesem Vorgang verkokt die Kohle, d. h., sie backt unter Abgabe ihrer gasförmigen Bestandteile zusammen. Diese gasförmigen Bestandteile nennt man Kokereigas, das nach einer hochgradigen Reinigung in der Kokerei selbst, im Kraftwerk und in den diversen Ofenanlagen des Werkes als Brenngas eingesetzt wird. Zu diesem Zweck wird neben einem Leitungsnetz auch ein Gasometer zur Pufferung des Gases betrieben. Das gesamte System ist selbstverständlich geschlossen. Kokereigas enthält etwa 7% Kohlenmonoxid und ist, wie alle brennbaren Gase, in einem bestimmten Mischungsverhältnis mit Luft zündfähig.

4.2 Teerscheide- und Rohbenzolanlage inkl. Lagertank

Rohteer und Rohbenzol fallen als Kuppelprodukt im Rahmen der hochgradigen Reinigung des Kokereigases an. Das Rohbenzol wird in zwei Wäschern mittels Waschöl aus dem Kokereigas ausgewaschen, durch Destillation aus dem im Kreislauf befindlichen Waschöl wieder entfernt und in einem 2.000 m³ fassenden Tank zum Verkauf zwischengelagert. Der Rohbenzol-Lagertank wird abgesaugt. Der Abfüllvorgang erfolgt mit einem Gaspendelsystem, sodass keine Emissionen entstehen können. Rohbenzol enthält bis zu 85% Benzol. Die Dämpfe sind, wie bei allen brennbaren Flüssigkeiten, in einem bestimmten Mischverhältnis mit Luft zündfähig. Der Rohteer schlägt sich mit dem Kondensat aus dem Kokerei-Rohgas nieder und wird in Teerscheidern vom Kondensat getrennt. Über die Teerzwischenbehälter wird der Rohteer in die Rohteertanks gepumpt. Die einzelnen Teile der Teerscheideanlage verfügen über ein flüssigkeitsdichtes Tassensystem, sodass ein Austritt in die Umwelt verhindert werden kann. Rohteer und Rohbenzol befinden sich bis zur Abfüllung in Kesselwaggons bzw. dem Einsatz in Produktionsanlagen im geschlossenen System.

4.3 Hochofenanlage inkl. Gichtgasreinigung mit Leitungssystem u. Gasometer

Bei der Erzeugung von Roheisen im Hochofen fällt als Neben- bzw. Kuppelprodukt das Hochofengas, in der Fachsprache als Gichtgas bezeichnet, an. Dieses Gichtgas wird in Gasreinigungsanlagen mit hoher Effizienz vom Staub befreit und wird beim Hochofen selbst, im Kraftwerk, in der Kokerei und in diversen Ofenanlagen des Werkes als Brenngas eingesetzt. Zu diesem Zweck wird neben dem notwendigen Leitungsnetz ein Gasometer zur Pufferung des Gases betrieben. Das gesamte System ist geschlossen. Gichtgas enthält etwa 25% Kohlenmonoxid und ist, wie alle brennbaren Gase, in einem bestimmten Mischungsverhältnis mit Luft zündfähig.

4.4 Tiegelbetrieb inkl. Tiegelgasreinigung mit Leitungssystem u. Gasometer

Stahl unterscheidet sich chemisch von Eisen im Wesentlichen durch seinen niedrigeren Kohlenstoffgehalt. Der im Roheisen (das im Hochofen gewonnen wird) enthaltene Kohlenstoff wird bei der Gewinnung von Stahl im LD-Stahlwerk durch das Aufblasen von reinem Sauerstoff aus der Stahlschmelze entfernt. Bei diesem Vorgang entsteht das sogenannte Tiegelgas. Dieses wird nach einer hochgradigen Reinigung in Elektrofiltern dem Gichtgas, zur Anhebung des Heizwertes, geregelt zugemischt. Zu diesem Zweck wird neben einem Leitungsnetz auch ein Gasometer zur Pufferung des Gases betrieben. Das gesamte System ist selbstverständlich geschlossen. Tiegelgas enthält etwa 60% Kohlenmonoxid und ist, wie alle brennbaren Gase, in einem bestimmten Mischungsverhältnis mit Luft zündfähig.

4.5 Luftzerlegungsanlage (LZA)

In den Luftzerlegungsanlagen der Fa. Linde Gas GmbH wird Luft durch Rektifikation in ihre Bestandteile Stickstoff, Sauerstoff und Argon getrennt. Die gewonnenen Gase werden entweder gasförmig an Verbraucher im Werksgelände der voestalpine Stahl GmbH oder im Chemiepark abgegeben oder verflüssigt, tiefkalt gelagert und in Tankfahrzeuge abgefüllt. Neben dem Rohstoff Luft und verschiedenen Energien wird für die Argonfeinreinigung einer LZA noch Wasserstoff benötigt, der aus dem eigenen Wasserstofferzeugungsanlagenkomplex bereitgestellt wird.

4.6 Wasserstofferzeugungsanlagenkomplex

In den Steamreformern der Fa. Linde Gas GmbH wird Erdgas durch chemische Reaktionen in Wasserstoff umgewandelt. Der erzeugte gasförmige Wasserstoff dient der eigenen sowie der Versorgung der voestalpine Stahl GmbH und dem Chemiepark Linz. Die externe Kundenversorgung wird mittels Trailerfahrzeuge sichergestellt.

5. Information über die Art der Gefahren und deren möglichen Folgen

Kapitel fünf beschäftigt sich mit der Art der Gefahren und den möglichen Folgen, welche sich bei einem Industrieunfall ergeben können. Dabei wird auch auf die Thematik etwaiger Maßnahmen eingegangen und der externe Notfallplan der voestalpine Stahl GmbH sowie Erstmaßnahmen des Verständigungsablaufes bei Eintritt eines Störfalles kurz beschrieben.

Bei allen Anlagen ist aufgrund der ständigen Überwachung durch das Anlagenpersonal, der regelmäßig wiederkehrenden Prüfungen und der beschriebenen Sicherheitsvorkehrungen ein hoher Sicherheitsstandard gewährleistet.

Sollte es trotz aller technischen und organisatorischen Schutzmaßnahmen zu einem Industrieunfall kommen, so ist neben Bränden und Explosionen die Freisetzung giftiger Stoffe eine mögliche Gefahr. In einem solchen Fall können die Beeinträchtigungen der Gesundheit von Menschen oder der Umwelt außerhalb des Werksgeländes, insbesondere durch Gase oder Dämpfe, die durch die Luftströmung mitgetragen werden, nicht völlig ausgeschlossen werden.

Kokereigas, Hochofengas und Tiegelgas sind Prozessgase, welche leicht entzündlich und aufgrund ihres CO-Anteiles als giftig eingestuft sind. Bei deren Freisetzung tritt ein Verdünnungseffekt mit der Umgebungsluft ein, sodass je nach Einwirkungskonzentration unterschiedliche Symptome, wie Kopfschmerzen, Schwindel, Übelkeit, Schläfrigkeit, Erstickungsanfälle, Bewusstlosigkeit und Atemlähmung auftreten können. Die gefährlichen Stoffe Sauerstoff, Stickstoff, Argon und Wasserstoff aus dem Luftzerlegungs- und Wasserstoffanlagenkomplex sind aufgrund ihrer Menge und Eigenschaften (beide ungiftig) sowie durch die vorhandenen Abstände keine Gefährdung der Nachbarschaft außerhalb vom Werksgelände der voestalpine Stahl GmbH zu erwarten.

5.1 Maßnahmen

Die Maßnahmen zur Bekämpfung von Unfällen und zur größtmöglichen Begrenzung der Unfallfolgen sind im Notfallplan der voestalpine Stahl GmbH geregelt. Dieser wird laufend aktualisiert und mit dem Baurechtsamt und der Feuerwehr der Stadt Linz im Sinne des Grundsatzbescheides der Landeshauptstadt Linz abgestimmt. Die vorgesehenen Maßnahmen sind daher zwingend vorgeschrieben. Ein Sicherheitsbericht der voestalpine Stahl GmbH ist in regelmäßigen Abständen dem Magistrat Linz zu übergeben und ist auch Bestandteil der durch die Behörde durchgeführten Überprüfungen, die auch zur Abstimmung der laufenden Anpassungen, im Sinne der Gewerbeordnung (GewO 1994, Abschnitt 8a) dienen. Bezüglich der Luftzerlegungsanlage muss auch durch die Fa. Linde Gas GmbH in regelmäßigen Abständen ein Sicherheitsbericht erstellt werden.

5.2 Externer Notfallplan

Von der Berufsfeuerwehr der Stadt Linz wird hinsichtlich Maßnahmen und Alarmierung außerhalb des Betriebes ein externer Notfallplan erstellt. Dieser beinhaltet alle erforderlichen Maßnahmen für den Fall einer im internen Notfallplan der voestalpine Stahl GmbH geregelten Gefahrenstufe IV.

Für den Rettungsdienst der Landeshauptstadt Linz ist die Erstellung eines externen Notfallplanes derzeit nicht vorgesehen. Aufgrund der fehlenden Ausrüstung und Ausbildung (flammhemmende Kleidung, Atemschutzausbildungen, etc.) ist es den Kollegen der externen Rettungsdienste nur möglich außerhalb der Gefahrenzonen zu arbeiten. In regelmäßigen Übungen sollen jedoch die Zusammenarbeit mit externen Organisationen und vordefinierte Übergabepunkte für Patienten trainiert werden.

5.3 Verständigungsablauf bei Eintritt eines Störfalles

Dabei handelt es sich ausschließlich um die Erstmaßnahmen der Einsatzkräfte im Werksgelände. Weitere Maßnahmen sind im internen Notfallplan der voestalpine Stahl GmbH sowie im externen Notfallplan der Berufsfeuerwehr der Stadt Linz hinterlegt.

- Alarmierung der Einsatzkräfte durch das jeweilige Anlagenpersonal
- Ausfahrt der Betriebsfeuerwehr und der Werkssicherung
- Alarmierung und Ausfahrt der Werksrettung
- Verständigung der Berufsfeuerwehr der Stadt Linz
- Bildung einer Einsatzleitung vor Ort
- Erstellung eines Maßnahmenkataloges hinsichtlich der zu erwartenden Gefahren
- Festlegung der Absperrbereiche, ev. Evakuierung
- Eventuell Rundfunkdurchsagen zur Information der umliegenden Bevölkerung

6. Begriffsbestimmungen

In Kapitel sechs werden die notwendigen Begriffsbestimmungen kurz erläutert, um dem Leser die genaue Definition der häufig verwendeten Begriffe näher zu bringen. Zum einen handelt es sich dabei um österreichweit gängige Begriffe und zum anderen um Begriffe, welche im internen Notfallplan der voestalpine Stahl GmbH verschriftlicht sind.

Tagtäglich berichten Medien über Störfälle, Katastrophen, Industrieunfälle und Unglücke. Kein Mensch kann sich diesen Berichterstattungen mehr entziehen, es sei denn, er verzichtet auf sämtliche sozialen Kontakte sowie auf Fernseh-, Radio- und Printmedien. Im Zeitalter des World Wide Web sind oftmals Einsatzkräfte erst am Beginn ihrer Arbeit, doch die neuesten Nachrichten finden sich bereits im Internet. Was aber steckt hinter den einzelnen Wortbedeutungen? Eine kurze Erklärung der gebräuchlichsten Begriffe soll Klarheit darüber schaffen.

Bei den Begriffen Katastrophe und Großunfall wurden die Definitionen aus dem Oö. Katastrophenschutzgesetz bzw. der Durchführungsvorschrift „Großunfälle" des Roten Kreuz Oberösterreich übernommen. Die Begriffe schwerer Unfall, Betriebsstörung und Industrieunfall sind Definitionen aus dem internen Notfallplan der voestalpine und sind für alle internen Einsatzorganisationen gleichbedeutend.

6.1 Katastrophe

Bei einer Katastrophe handelt es sich um ein Ereignis, welches durch elementare, technische oder sonstige Vorgänge ausgelöst, bereits eingetreten oder geeignet ist, in einem großen Umfang Personen- oder Sachschäden zu bewirken. Dazu zählen auch Schäden für die Umwelt. Zur Abwehr und Bekämpfung der Bedrohung sind organisierte Maßnahmen erforderlich (Oö. Katastrophenschutzgesetz 2012: 76).

6.2 Großunfall

„Ein Großunfall liegt vor, wenn anzunehmen ist, dass das Ereignis mit den örtlichen personellen und materiellen Kräften und Mitteln nicht bewältigt werden kann, aber keine erklärte Katastrophensituation vorliegt." (Durchführungsvorschrift „Großunfälle" 2005: 3).

6.3 Schwerer Unfall

Bei einem schweren Unfall handelt es sich um ein Ereignis, welches sich aus unkontrollierten Vorgängen innerhalb eines Betriebes ergibt (dazu zählen Emissionen, Brände oder
größere Explosionen). In weiterer Folge kommt es unmittelbar oder auch später innerhalb
oder außerhalb des Betriebes zu einer ernsten Gefahr für die menschliche Gesundheit
oder der Umwelt. In so einem Fall können ein oder mehrere gefährliche Stoffe daran betei-
ligt sein.

6.4 Betriebsstörung

Bei den unterschiedlichen Anlagenkomplexen der voestalpine Stahl GmbH handelt es sich
dabei um eine Störung eines bestimmungsgemäßen Betriebes, welche eine sicherheits-
und oder umweltrelevante Auswirkungen nach sich zieht. Eine sicherheitsrelevante Aus-
wirkung ist in diesem Sinne die Störung des Betriebes einer Anlage, durch die eine Gefahr
für das Leben oder die Gesundheit von Menschen herbeigeführt werden kann. Umweltrelevante Auswirkungen sind in diesem Sinne Störungen im Betriebsablauf einer Anlage,
durch die eine Gefahr für die Umwelt eintritt oder die außerhalb des Werkes optisch, akus-
tisch oder durch Geruch wahrgenommen wird. Dazu zählen beispielsweise:

- Deutlich sichtbare Rauch- bzw. Staubwolken
- Deutlich wahrnehmbare Geruchsemissionen (z. B. aus der Kokerei)
- Ölaustritte oder Austritt von kontaminiertem Abwasser in die Donau, aber auch in
  den Werkshafen
- Extreme Lärmereignisse (Dampfleitungsriss, das Öffnen von Überdruckventilen o-
  der Explosionen)

6.5 Industrieunfall[4]

Nicht bei jeder Störung eines Anlagenkomplexes oder Betriebes handelt es sich um einen
Industrieunfall. Die genaue Auflistung was alles zu einem Industrieunfall zählt ist in der
IUV (Industrieunfallverordnung) dokumentiert. Im Allgemeinen bezeichnet man einen In-

---

[4]www.voestalpine.com/group/static/sites/default/downloads/de/presse/Umwelterklaerung_
2011.pdf (25.07.2012)

dustrieunfall als ein Ereignis, bei dem es durch Freisetzung bestimmter gefährlicher Stoffe zu einer Gefahr für Menschen und/oder der Umwelt kommen kann.

7. Materialbevorratung versus Einsatztaktik

Das Kapitel Materialbevorratung versus Einsatztaktik beschreibt kurz die Herausforderung für die Notfallsanitäter der voestalpine Standortservice GmbH. Außerhalb der Kernarbeitszeit in der voestalpine Stahl GmbH stehen nur drei NFS für das gesamte Werksgelände zur Verfügung. Bei einem größeren Ereignis kann es durch die Mitnahme von KAT-Material zu einer Verzögerung der Ausrückzeit und somit zu einem Nichteinhalten der gewohnten Hilfsfrist am Werksgelände kommen. Eine Lösung könnte eine entsprechende Einsatztaktik und Ausrückeordnung erwirken.

Die Notärzte und Notfallsanitäter der Werksrettung voestalpine stehen bei ihren Einsätzen vor den unterschiedlichsten Herausforderungen. Das Einsatzgebiet umfasst zwar nur ca. 6,5 km², doch gleicht es einer Kleinstadt. Neben dem Werks- und dem Donauhafen befindet sich am Standort Linz noch ein ca. 29 km Geh- und 14 km Radwegenetz sowie ca. 90 km asphaltierte Straßen. Durch die Werkssicherung werden zusätzlich ca. 15.000 Pkw- bzw. 1.500 Lkw-Ein- und Ausfahrten täglich gemanagt. Als Publikumsmagnet hat sich das neue Veranstaltungszentrum der voestalpine Stahl GmbH – die voestalpine Stahlwelt – erwiesen. Bis zu 20.000 Besucher jährlich erleben hautnah die spektakuläre Entstehung und Verarbeitung von Stahl. Dazu kommen noch unzählige Veranstaltungen, welche von externen Kunden gebucht und in der voestalpine Stahlwelt abgehalten werden. Von Medizinkongressen über Wirtschaftstreffen bis hin zu Kulturveranstaltungen werden tagsüber, aber auch als Abendveranstaltungen abgehalten. Für all diese Fälle ist der Rettungsdienst der voestalpine rund um die Uhr gerüstet.

Für die rund 2.500 Einsätze der Werksrettung werden naturgemäß ausreichend Material und Gerätschaften bevorratet. Im Betriebsmedizinischen Zentrum der voestalpine Stahl GmbH werden jährlich ca. 16.000 Menschen versorgt. Mit seinen drei Abteilungen, der Arbeitsmedizin, der Werksambulanz mit ihren dezentralen Außenstellen und dem Rettungsdienst, hat das BMZ den Status einer Krankenanstalt. Dementsprechend müssen auch personelle und materielle Ressourcen vorgehalten werden.

Im Gegensatz zu einer planbaren Logistik einer Krankenanstalt handelt es sich bei einem Industrieunfall um ein plötzlich auftretendes Ereignis, welches durch Freisetzung von gefährlichen Stoffen zur Gefahr für Mensch und/oder Umwelt werden kann.

Die Notfallsanitäter sind für Notfälle aller Art rund um die Uhr, 365 Tage im Jahr unter der einheitlichen Notrufnummer 144 für alle Menschen im Werksgelände erreichbar. Während der Kernarbeitszeit (normale Bürozeiten) stehen auch die werkseigenen Notärzte zur Verfügung. Tritt ein Notfall außerhalb der Kernarbeitszeit ein und wird ein Notarzt benötigt, so bedienen sich die NFS der Werksrettung ihrer Notfallkompetenzen (Venenzugang, Infusionen und Medikamente nach aktuell gültiger Arzneimittelliste) und fordern über die RLZ (Rettungsleitzentrale) Linz einen externen Notarzt nach. Da es sich dabei um nur vier Notarztsysteme im Einzugsgebiet handelt und sich die Notärzte und Notfallsanitäter von gemeinsamen Ausbildungen und Kongressen sehr gut kennen, profitiert der Patient durch das gute Zusammenspiel und den gegenseitigen Respekt der unterschiedlichen Teams. Bei den vier Notarztsystemen, welche im Anlassfall durch die RLZ in das Werksgelände entsandt werden, handelt es sich um

- NEF 1, stationiert im AKH-Linz (Betreiber Rotes Kreuz)
- NEF 2, stationiert im Süden von Linz (Betreiber Rotes Kreuz)
- NEF 3, stationiert am Krankenhaus der Barmherzigen Brüder und Schwestern sowie im UKH-Linz – je nach Aufnahmekrankenhaus (Betreiber ASB)
- RTH Christophorus 10, stationiert am Flughafen Linz/Hörsching, (Betreiber ÖAMTC)

Im Jahr 1996 wurde auch die voestalpine durch die angespannte Wirtschaftssituation zu Sparmaßnahmen gezwungen, welche sich auch auf das BMZ auswirkten. In den Bereichen Arbeitsmedizin und Werksambulanz konnte durch anstehende Pensionierungen von Kollegen eine drohende Personalreduktion hintenan gehalten werden. Bei der Werksrettung jedoch waren zwei Kollegen zu viel. Die beiden Kollegen wechselten im Zuge einer dreijährigen Umschulung durch ein Stiftungsprogramm in den Krankenpflegedienst des BMZ.

Für den Rettungsdienst bedeutete dies eine Änderung der Teams sowie eine komplette Umstellung des Dienstplanes. Waren es bis 1996 vier Gruppen zu je vier Mann, so mussten von nun an fünf Gruppen zu je drei Mann für die Sicherheit am Werksgelände sorgen. Dazu kam im Tagdienst noch ein BGL (Bezirksgeschäftsleiter) und für Ausfälle durch Urlaube, Krankenstände, Fortbildungen, etc. ein Springer. Bis zu diesem Zeitpunkt wurden in den Einsatzgaragen noch zwei KHD-Anhänger für größere Ereignisse vorgehalten.

Zu diesem Zeitpunkt stand ein großes Austauschprojekt aufgrund abgelaufener Materialen an. Bei diesen vorgehaltenen Materialen und Gerätschaften handelte es sich unter anderem um Verbrauchsgüter wie Infusionen, Infusionszubehör, Spritzen und Kanülen. Auch Verbandmaterial, spezielle Verbrennungstücher, Fixiermaterial und Aufbewahrungsboxen waren zu ersetzen. Anstehend war auch die regelmäßige Reinigung der bis dahin verwendeten Wolldecken. Diese wurden im Rahmen eines Auslandseinsatzes verwendet und durch Einmaldecken ersetzt.

Dazu kamen noch Instandsetzungs- und Instandhaltungsarbeiten an den beiden Anhängern sowie die jährlichen Überprüfungs- und Versicherungskosten. Durch die Einsparung und Umstellung der Teams waren außerhalb der Kernarbeitszeit nur mehr drei Notfallsanitäter anstatt der bisher vier NFS im Dienst. Das bedeutete, dass es im Einsatzfall nicht mehr möglich war, die KHD-Anhänger an die Einsatzstelle zu schaffen. Aufgrund der kurzen Anfahrtsstrecken im Werk wäre durch das Ankuppeln der Hänger zu viel Zeit verloren gegangen. Die damalige Leitung entschloss sich durch die vorherrschende Situation zur restlosen Auflösung des KHD im Werk.

Heute, sechzehn Jahre später, befindet sich die Arbeitswelt in einem ständigen Wandel: Neue Technologien, neue Arbeitsstoffe, geforderte Höchstleistungen in allen Bereichen verändern die Beanspruchung und stellen jeden Einzelnen vor neue Herausforderungen. In immer schnelllebigen Zeiten und sich ständig ändernden Arbeitswelten werden auch immer höhere Anforderungen an das notfallmedizinische Personal gestellt.

In einer Zeit, wo Rechtsunsicherheiten eine breite Angriffsfläche für jeden Juristen bieten, stellt sich auch die Frage, ob der Rettungsdienst der voestalpine Stahl GmbH einen Missstand aufzeigt. Es bedarf der Klärung, ob ein zusätzliches Bevorraten von Katastrophenmaterial für Industrieunfälle gesetzlich vorgeschrieben ist. Dies wirft wiederum die Frage auf, ob die diensthabenden NFS im Einsatzfall überhaupt die Möglichkeit haben, dieses Material an den Einsatzort zu schaffen. Nicht nur das durch das Beschaffen, Austauschen und ständige Warten der Materialen und Gerätschaften beträchtlich Kosten anfallen, auch die personellen Ressourcen des Rettungsdienstes reichen außerhalb der Kernarbeitszeiten nicht für eine adäquate Eintreffzeit am Berufungsort aus. Daraus muss sich zwangsläufig eine andere Strategie und Taktik für den Anlassfall entwickeln.

In den kommenden Seiten sollen Verordnungen, Gesetze und Vorschriften, welche das Einsatzgebiet und das notfallmedizinische Personal betreffen, einen Einblick über die vorherrschende Situation geben. Anhand der Einblicke und Zusammenfassungen sollte eine Lösung der Frage bzw. eine Änderung der Taktik möglich sein.

Es sei an dieser Stelle angemerkt, dass die Ergebnisse der Recherchearbeiten keinen Anspruch auf Vollständigkeit erheben.

8. Gesetzliche Regelungen, Vorschriften und Verordnungen

Kapitel acht soll einen Einblick in die Fülle der notwendigen Gesetze, Vorschriften und Verordnungen geben, welche den Betrieb eines Stahlwerkes und die Dienstleistung einer Werksrettung ermöglichen. Dabei handelt es sich jedoch nur um einen groben Überblick und einen kleinen Auszug der rechtlichen Belange. Für die Einhaltung der behördlichen Auflagen und Bescheide ist in der voestalpine Stahl GmbH neben der Abteilung Arbeitssicherheit auch noch ein eigenes Behördenteam verantwortlich.

Unser tägliches Leben wird bestimmt durch Gesetze, Regeln, Vorschriften, Verordnungen etc. Dabei handelt es sich oftmals nur um banale Dinge, die schon einer Regelung bedürfen. Dementsprechend umfangreich sind Gesetze und Verordnungen, welche den Betrieb eines Stahlwerkes und die Tätigkeiten der Notfallsanitäter reglementieren.

Bei der Beantwortung der Frage, ob es gesetzliche Vorschriften zur zusätzlichen Materialbevorratung bei Industrieunfällen gibt, muss dies aus zwei Betrachtungswinkeln geschehen. Zum einen durch Umwelt- und Behördenauflagen für den Betrieb von sicherheitsrelevanten Anlagen am Werksgelände und zum anderen für die ordnungsgemäße Durchführung des Rettungs- und Notarztdienstes durch die Werksrettung der voestalpine Standortservice GmbH.

Das bedeutet, es müssen sowohl geltende Vorschriften für den durchführenden Rettungsdienst als auch gesetzliche Bestimmungen für den Betrieb von risikobehafteten Anlagen recherchiert werden.

Dabei kann es schon vorkommen, dass es dem einen oder anderen Leser etwas komisch anmutet, die Werksrettung der voestalpine auf dieselbe Stufe eines internationalen Stahlkonzernes zu stellen. Insider wissen, dass es sich normalerweise bei einer Organisation wie dem Roten Kreuz um einen Verein handelt, welcher durch Statuten und interne Dienstvorschriften geregelt wird, nicht vergleichbar mit der Leitung eines Stahlwerkes. Die Werksrettung der voestalpine Standortservice GmbH ist seit den späten 1960er Jahren eine eigene und autonom verrechnende Bezirksstelle des Roten Kreuz Landesverband Oberösterreich. Doch die Notfallsanitäter sind keine Angestellten des RK Landesverbandes O.Ö., sondern Beschäftigte der voestalpine Standortservice GmbH, einer 100%igen Tochtergesellschaft der voestalpine Stahl GmbH. Im vorliegenden Fall handelt es sich somit um keinen Verein, bei dem der Rettungsdienst durch ehrenamtliche Mitarbeiter bestritten wird, sondern vielmehr um eine professionelle Berufsrettung durch speziell geschulte und ausgebildete Notfallsanitäter. Ihr Auftrag ist es, in einem Werksgelände mit hochkomplexen Anlagensystemen rund um die Uhr, 365 Tage im Jahr für die rasche und kompetente Hilfe und Sicherheit für alle am Standort Linz tätigen Menschen zu sorgen.

Stellenwert und Aufgabenbereich der Werksrettung sind gleichzeitig auch die Verpflichtung etwaige Versäumnisse hinsichtlich Materialbevorratung bei einem Industrieunfall zu überprüfen und gegebenenfalls Missstände zu beseitigen.

Da der Betrieb eines solch riesigen Stahlwerkes einer Flut von Reglements bedarf, welche sich von Arbeitnehmerschutzgesetzten über Betriebsbewilligungen bis hin zu behördlichen Auflagen erstrecken, ist es unmöglich in dieser Arbeit auf alle einzelnen einzugehen. Dasselbe gilt für die Vorschriften und Regelungen des Rettungsdienstes. Die Betrachung aller Auflagen würde den Rahmen dieser Arbeit sprengen. Vielmehr soll ein grober Überblick nötige Informationen liefern, ob es notwendiger Handlungen bedarf.

8.1 Vorschriften und Gesetze betreffend die voestalpine Stahl GmbH

Im Folgenden soll ein kurzer Abriss Einblick gewähren, welche Gesetze oder Vorschriften zur Inbetriebnahme von Anlagen in der Schwerindustrie von Nöten sind, um die strengen behördlichen Auflagen zu erfüllen.

8.1.1 Industrieunfallverordnung (IUV)[5]

Bei der IUV handelt es sich um eine Verordnung des Bundesministeriums für Wirtschaft und Arbeit, deren Bestimmung die Beherrschung der Gefahren bei schweren Unfällen in Betrieben ist. Da die voestalpine Stahl GmbH am Standort Linz unter anderem Anlagen betreibt, welche der IUV unterliegen, kommt diese auch zur Anwendung. Neben den Begriffsbestimmungen und den unterschiedlichen Schwellen, in welche die Betriebe eingeteilt werden, behandelt die Industrieunfallverordnung auch die Sicherheitskonzepte. Weitere Paragrafen regeln die Meldung von Industrieunfällen, die Bestandteile eines Sicherheitsberichtes, aber auch die genaue Beschreibung des Betriebes inklusive der Gefahrenquel-

---

[5]www.ris.bka.gv.at/GeltendeFassung.wxe?Abfrage=Bundesnormen&Gesetzesnummer=20 002192 (08.08.2012)

len. In der IUV befasst sich der § 10 mit dem internen Notfallplan eines sogenannten Schwelle-2-Betriebes. Auch die voestalpine Stahl GmbH zählt zu einem Schwelle-2-Betrieb und muss deshalb einen internen Notfallplan erstellen und diesen auch ständig aktualisieren. Näheres zum internen Notfallplan später unter Punkt 8.1.2.

Das Sicherheitsmanagement eines Schwelle-2-Betriebes wird im § 11 (2) der IUV bearbeitet. Es regelt neben Punkten wie der Organisationsstruktur, Verantwortungsbereichen, Prozessen und Ähnlichem auch die Festlegung von Mittel und Ressourcen der organisatorischen Sicherheitsmaßnahmen. Dabei wird aber nicht explizit auf eine personelle oder materielle Mindestvorhaltung hingewiesen. Besonderes Augenmerk wird vielmehr auf die Dokumentation von Verfahren, Methoden und Prozessen gelegt.

Ein wichtiger Punkt in der IUV ist auch der § 13 bezüglich Information der Öffentlichkeit bei einem Industrieunfall. Darin geregelt sind Art und Umfang der notwendigen Angaben sowie im Gefahrenfall die Art der Alarmierung und die mögliche Mitwirkung der für den Katastrophenschutz bzw. Katastrophenhilfe, aber auch der für die allgemeine Gefahrenabwehr zuständigen Stellen.

Zusammenfassend lässt sich bemerken, dass in der IUV mit keinem Wort eine Mindestbestückung von Katastrophenmaterial oder eine personelle Mindestbesetzung des Rettungsdienstes bei einem Industrieunfall erwähnt wird.

8.1.2 Interner Notfallplan[6]

Wie bereits unter Punkt 8.1.1 erwähnt, ist es laut IUV § 10 für die voestalpine Stahl GmbH erforderlich einen internen Notfallplan zu erstellen und diesen ständig auf dem aktuellen Stand zu halten.

Der Notfallplan der voestalpine beinhaltet die Festlegung von Managementstrukturen, damit bei Notfällen je nach Umfang des Notfalles die entsprechenden operativen und taktischen Entscheidungen und Maßnahmen zur Verringerung der Notfallauswirkungen getroffen werden. Die Inhalte des Notfallplanes sind analog zu den vorgegebenen Inhalten im § 10 der IUV.

---

[6] (Vlcek/Muckenhuber et al. 2009: 2ff.)

Die voestalpine Stahl GmbH unterscheidet bei einem Notfall oder Ereignis zwischen einer umwelt- und/oder sicherheitsrelevanten Betriebsstörung, einem schweren Unfall und „Sonstigen Ereignissen". Zu den „Sonstigen Ereignissen" zählen neben Unfällen mit Gefahrguttransporten und Ereignisse im benachbarten Chemiepark Linz auch Radioaktivität, Bombenfund, Terrordrohungen und das Hochwasser aus dem Jahr 2002.

Zusätzlich zu den internen betroffenen Abteilungen und Einsatzorganisationen wird dieser Notfallplan noch mit dem Bauamt des Magistrat Linz und der Berufsfeuerwehr der Stadt Linz abgestimmt.

Auch hier werden sämtliche Verfahrensanweisungen und Änderungen penibel dokumentiert, jedoch mit keinem Wort eine Mindestbevorratung von Katastrophenmaterial erwähnt.

8.1.3 Sonstige rechtliche Grundlagen der Unfall- und Arbeitsmedizin sowie des Rettungsdienstes

Die rechtlichen Grundlagen der Unfall- und Arbeitsmedizin sind zum Teil in einschlägigen Bestimmungen geregelt.

- ArbeitnehmerInnenschutzgesetz[7], BGBl 450/1994 i.d.g.F. (letzte Änderung durch BGBl I 159/2001 mit Wirksamkeit 25.04.2012)
- Verordnung über Arbeitsmedizinische Zentren[8], BGBl 1996/441 i.d.g.F., BGBl II 1998/441
- Arbeitsstättenverordnung[9] BGBl II 1998/368
- Verordnung über die Gesundheitsüberwachung am Arbeitsplatz 2008[10], BGBl II 1997/27 i.d.g.F.

Die Umsetzung dieser Bestimmungen, die nachstehend näher ausgeführt werden, bzw. deren Vorgängerbestimmungen auf die Unfall- und Arbeitsmedizin der voestalpine Stahl

---

[7]http://www.ris.bka.gv.at/GeltendeFassung.wxe?Abfrage=Bundesnormen&Gesetzesnummer=10008910 (21.08.2012)
[8]http://www.ris.bka.gv.at/GeltendeFassung.wxe?Abfrage=Bundesnormen&Gesetzesnummer=10009020 (21.08.2012)
[9]http://www.ris.bka.gv.at/GeltendeFassung.wxe?Abfrage=Bundesnormen&Gesetzesnummer=10009098 (21.08.2012)
[10]http://www.ris.bka.gv.at/GeltendeFassung.wxe?Abfrage=Bundesnormen&Gesetzesnummer=10009034 (21.08.2012)

GmbH erfolgte mit dem sogenannten „alten" Grundsatzbescheid vom 14.02.1953 und dem sogenannten „neuen" Grundsatzbescheid vom 27.09.1985. Eine Ausnahmeregelung hinsichtlich Erster Hilfe wurde mit einem Bescheid vom 14.05.2003 erteilt.

8.1.4 Bescheidvorschreibungen des alten und neuen Grundsatzbescheides

Der „alte" Grundsatzbescheid[11] des Magistrates Linz vom 14.02.1953 mit dem Geschäftszeichen GZ 66-2/1-1953 regelte und genehmigte sämtliche Vorschreibungen für die gesamte gewerbliche Betriebsanlage der damaligen Vereinigten Österreichischen Eisen – Stahlwerke AG. Dabei handelte es sich um Bauten und Betriebsanlagen, welche während des 2. Weltkrieges und bis 1953 errichtet wurden. Ferner wurden schon damals Vorschreibungen hinsichtlich der Ambulanzen und Werksärzte getätigt.

Nach fast 35-jährigem Bestand des Grundsatzbescheides von 1953 kam es im September 1985 zu einer Anpassung und Modifizierung des bis dahin gültigen Dokumentes. Der „neue" Grundsatzbescheid[12] mit dem Geschäftszeichen 501/SO-1000/84 regelt neben dem arbeits- und unfallmedizinischen Bereich auch Teile der Notfallmedizin und somit den Rettungsdienst der voestalpine Stahl GmbH. Dabei greifen die gesetzlichen Grundlagen des Arbeitnehmerschutzgesetzes (ASchG) und der Arbeitsstättenverordnung (AStV).

Der § 26 des Arbeitnehmerschutzgesetzes in Verbindung mit den §§ 39,40 der Arbeitsstättenverordnung besagt, dass der Arbeitgeber geeignete Vorkehrungen zu treffen hat, damit Arbeitnehmern bei Verletzungen oder plötzlichen Erkrankungen Erste Hilfe geleistet werden kann. Dies bedeutet ebenso, dass eine zentrale Werksambulanz und die schon seit 1985 bestehenden dezentralen Werksambulanz-Außenstellen mit entsprechender Ausstattung und Personal für die Erste Hilfe Leistungen betrieben werden müssen.

Zur Ausstattung gibt es Vorschriften hinsichtlich geeigneter Sanitätsräume ab einer Anzahl von über 250 Arbeitnehmern. Diese Räumlichkeiten müssen sich durch eine leichte Erreichbarkeit mit einer Trage und dem Vorhandensein von Zufahrtswegen für Rettungskräfte auszeichnen. Des weiteren sollen sie möglichst im Erdgeschoss liegen und keinerlei Beeinträchtigung durch anderweitigen Nutzen erleiden. Ebenso ist eine der Schwerindustrie angepasste Ausstattung an Mitteln für die Erste Hilfe und bei Arbeitsstätten mit beson-

---

[11]Amtsleiter, Magistrat Linz 1953
[12]Urschitz, Magistrat Linz 1985

deren Unfallgefahren Einrichtungen für den Transport von Verletzten in ausreichender Zahl bereitzustellen.

Zusammenfassend sei festgehalten, dass es zwar konkrete Vorgaben des Gesetzgebers hinsichtlich Ausstattung und Personal gibt, jedoch ist nicht nachvollziehbar in welchem Umfang sich der Personalstand in Form von hauptberuflichen Notfallsanitätern, der Ausbildungsgrad und die Materialbevorratung bewegen sollen.

8.1.5 Anstaltsordnung für die Werksambulanz des Betriebsmedizinischen Zentrums[13]

Bei der Werksambulanz des BMZ handelt es sich um eine Krankenanstalt in der Betriebsform eines selbstständigen Ambulatoriums im Sinne des § 2 Z. 7 des O.Ö. KAG 1997.[14] Rechtsträger und Eigentümer der Werksambulanz, ihrer Gebäudeeinrichtung und Ausstattung ist die voestalpine Stahl GmbH.

Die Krankenanstalt ist für die ambulante Untersuchung und Behandlung von MitarbeiterInnen der voestalpine sowie Fremdfirmen (Vertragsfirmen) am Standort Linz vorgesehen. Zur Bewältigung der täglichen Leistungen wird eine eigene Apotheke mit den notwendigen Medikamenten und Verbandstoffen vorgehalten.

Eine zentrale Aufgabe der Werksambulanz ist die Steuerung der Notarzt- und Rettungseinsätze bei Unfällen und plötzlichen Erkrankungen.

8.2. Vorschriften und Gesetze betreffend den Werksrettungsdienst

Auch wenn die Notfallsanitäter der Werksrettung der Rot Kreuz Bezirksstelle voestalpine Beschäftigte der voestalpine Standortservice GmbH sind, so gibt es auch Vorschriften hinsichtlich Ausstattung und Bevorratung für den Rettungsdienst. Natürlich wurde die Ausstattung schon an die speziellen Gegebenheiten der Schwerindustrie angepasst, einzelne Rahmenbedingungen könnten jedoch noch Aufschluss bezüglich einer Materialbevorratung liefern.

---

[13]Csillag, Kaar 2007
[14]http://www.ris.bka.gv.at/GeltendeFassung.wxe?Abfrage=LrOO&Gesetzesnummer=1000 0568 (21.08.2012)

8.2.1 Durchführungsvorschrift für den Rettungs- und Krankentransportdienst[15]

Das Rote Kreuz Oberösterreich orientiert sich an der Durchführungsvorschrift für den Rettungs- und Krankentransportdienst (RKT-Dienst). Dabei handelt es sich um ein Regelwerk in dem einheitliche Organisation und Durchführung des RKT eine entscheidende Voraussetzung für den Erfolg der täglichen Einsätze sind.

Der Abschnitt B, Punkt V. befasst sich kurz mit dem Thema Bevorratung. Dabei werden jedoch nur Sanitäts- und Verbandsmaterial sowie Tragenwäsche und Decken für die vorgehaltene Fahrzeuge erwähnt. Die Persönliche Schutzausrüstung (PSA) bei Infektionstransporten, aber auch Desinfektionsmittel und die notwendigen Patientenleittaschen zur Patientenregistrierung bei Großunfällen sind ebenso in diesem Punkt verschriftlicht.

Punkt IV. in Abschnitt D befasst sich mit dem Einsatz bei Großunfällen und Katastrophen. Dabei wird jedoch nur hingewiesen, dass diese Ereignisse in der Vorschrift für Großunfälle und Katastrophenhilfe geregelt sind. Dazu mehr in Punkt 8.2.2.

8.2.2 Rahmenvorschrift „Großunfälle"[16]

Die Rahmenvorschrift „Großunfälle" versucht so einfach wie möglich die einzelnen Teile einer sanitätsdienstlichen Einrichtung wie der Sanitätshilfsstelle bei einem Großschadensereignis zu beschreiben. Ziel ist es, österreichweit ein einheitliches System hinsichtlich der Organisation, des Personals und einer Materialbevorratung zu schaffen.

Aufgrund unterschiedlicher Besonderheiten in den einzelnen Bundesländern und Bezirken obliegt es den jeweiligen Landesverbänden spezielle Durchführungsvorschriften zu erlassen. Bezug nehmend auf die unterschiedlichen organisatorischen, personellen und materiellen Anforderungen der einzelnen Landesverbände, resultieren aus der Rahmenvorschrift die jeweiligen Durchführungsvorschriften.

Im Teil acht der Rahmenvorschrift findet sich der Punkt „Material und Ausrüstung". Dabei wird darauf hingewiesen, dass zur Bewältigung eines Großunfalles jeder Landesverband

---

[15]Rotes Kreuz Landesverband Oberösterreich 2011: 2ff
[16] http://www.roteskreuz.at/nocache/organisieren/organisation/wer-wir-sind/rechtliche-grundlagen/vorschriften/grossunfall/ (23.08.2012)

in seinem Wirkungsbereich für ausreichende Ausrüstung zur Errichtung und zum Betrieb einer Sanitätshilfsstelle zu sorgen hat. Dazu mehr in Punkt 8.2.3.

8.2.3 Durchführungsvorschrift „Großunfälle"[17]

Langjährige Erkenntnisse, aber auch eine Vielzahl von Einsätzen bei Bus- und Zugunfällen sowie Übungsannahmen stecken in der Durchführungsvorschrift „Großunfälle". Dabei handelt es sich um ein Grundkonzept des Österreichischen Roten Kreuzes, welches durch die einzelnen Landesverbände (in diesem Fall durch den Rot Kreuz Landesverband Oberösterreich) modifiziert und speziell auf die einzelnen MitarbeiterInnen zugeschnitten wurde. Ebenso wurde weitgehend auf eine gemeinsame Strategie und einer einheitlichen „Sprache" und Ausrüstung großer Wert gelegt. Dieses Regulativ bildet eine Grundlage zur optimalen Patientenversorgung bei einem Großschadensfall im Bundesland Oberösterreich.

Die Durchführungsvorschrift „Großunfälle" ist im Wesentlichen ein Standardwerk für die Organisation und Führungsstruktur im Großschadensfall. Einheitliche Checklisten und Kennzeichnungen erleichtern allen beteiligten Mitarbeitern aus den unterschiedlichsten Organisationen die Zusammenarbeit und Bewältigung des Einsatzgeschehens bei einem Großschadensfall.

Teil acht befasst sich mit der Bevorratung von Material und Ausrüstung. Das Rote Kreuz Oberösterreich hat natürlich, wie jeder andere österreichische Landesverband auch, Vorsorge zur Bewältigung eines Großunfalles getroffen.

An der Stadtgrenze zu Linz betreibt der Landesverband Oberösterreich sein Katastrophenhilfsdienst-Lager (KHD-Lager). In diesem Lager sind alle notwendigen Güter und Gerätschaften für einen Großunfall gebunkert. Für den Erstangriff sind sämtliche medizinischen und sanitätsdienstlichen Komponenten auf einem Lastkraftwagen mit Abrollcontainer gelagert. Gewartet wird das KHD-Lager sowohl durch hauptamtliche als auch ehrenamtliche Kollegen.

Im Falle eines Einsatzes werden die Kollegen durch die Rettungsleitzentrale in Linz mittels SMS und Sprachanruf via Mobiltelefon alarmiert. Vom Alarm bis zum Ausrücken des

---

[17]Rotes Kreuz Landesverband Oberösterreich 2005

Fahrzeuges, welches mit dem transportierten Material bis zu 50 Personen versorgen kann, vergehen im Durchschnitt ca. 16 Minuten. Auch die voestalpine Stahl GmbH kann sich bei einem Industrieunfall mit einer großen Anzahl von betroffenen Personen durch direkte Anforderung bei der RLZ-Linz dieses Fahrzeuges bedienen. Dies stellt natürlich eine Alternative zu einer möglichen Bevorratung von zusätzlichem Material am Werksgelände der voestalpine dar.

Neben dem Wechsellader-Fahrzeug des Roten Kreuzes Oberösterreich sind im ganzen Bundesland noch sogenannte Schnelleinsatzgruppen (SEG) auf den einzelnen Dienststellen verteilt. Diese SEG´s werden hauptsächlich von ehrenamtlichen Mitarbeitern betrieben und sind für eine Versorgung von bis zu 15 Personen ausgelegt. Die Alarmierung erfolgt ebenfalls über das Mobiltelefon der einzelnen SEG-Mitarbeiter. Oftmals sind die Fahrzeuge mit den Anhängern bereits nach zwölf Minuten im Einsatz.

An die voestalpine Stahl GmbH mit Standort im Stadtgebiet Linz grenzen neben der Bezirksstelle Linz-Stadt auch die Bezirke Linz-Land, Urfahr-Umgebung und Perg. Bei einem Industrieunfall mit einer großen Anzahl von betroffenen Personen könnten durch die RLZ – Linz neben einer ausreichenden Anzahl an Einsatzfahrzeugen auch die SEG – Einheiten der angrenzenden Bezirke und das Wechselladerfahrzeug des Landesverbandes alarmiert werden.

Das bedeutet für die voestalpine Stahl GmbH, dass im Ernstfall das Wechselladerfahrzeug und bis zu sechs SEG – Einheiten über 100 Patienten versorgen könnten. Dazu kommen noch Einheiten des Arbeiter Samariterbundes der Gruppe Linz.

Durch die bereits enge Kooperation mit den einzelnen Bezirken und der Rettungsleitzentrale wäre also eine optimale und adäquate Versorgung bei einem Industrieunfall ohne zusätzlicher Materialbevorratung in der voestalpine gegeben.

8.2.4 O.Ö. Katastrophenschutzgesetz (Oö. KatSchG)[18]

---

[18]http://www.ris.bka.gv.at/GeltendeFassung.wxe?Abfrage=LrOO&Gesetzesnummer=2000 0459 (29.08.2012)

Das oberösterreichische Katastrophenschutzgesetz in der aktuellen Fassung ist seit dem 1. Juli 2007 in Kraft. Es regelt die Organisation und Gewährleistung des Katastrophenschutzes auf Gemeinde-, Bezirks- und Landesebene.

In §2 des KatSchG kommen in den Begriffsbestimmungen sogenannte Seveso-Betriebe und Domino-Betriebe zur Sprache. Bei den Seveso-Betrieben handelt es sich um Betriebe, in welchen laut Gewerbeordnung von 1994 entsprechend gefährliche Stoffe in einer gewissen Menge vorhanden sind. Im Gegenzug handelt es sich bei den Dominio-Betrieben um benachbarte Seveso-Betriebe. Wegen einer unmittelbaren Nachbarschaft der Betriebe und den vorhandenen gefährlichen Stoffen kann es bei einem möglichen Unfall zu einem sogenannten „Domino-Effekt" kommen. Das bedeutet, die Wahrscheinlichkeit eines folgenschweren Unfalles ist demnach um ein Vielfaches höher. Die Einstufung, ob es sich tatsächlich um Domino-Betriebe handelt, obliegt der zuständigen Behörde.

Auch im oberösterreichischen Katastrophenschutzgesetz sind die Bestimmungen für externe Notfallpläne verankert. In diesem Fall beziehen sie sich auf die Seveso-Betriebe, im speziellen jedoch auf die Domino-Betriebe.

Bezüglich einer sanitätsdienstlichen Materialvorhaltung oder –bevorratung findet sich in den 31 Paragrafen des O.ö. KatSchG kein Hinweis.

8.2.5 O.ö. Rettungsgesetz 1988[19]

Bei dem Rettungsgesetz des Landes Oberösterreich aus dem Jahre 1988 handelt es sich um ein Gesetz, welches das gesamte Hilfs- und Rettungswesen umfasst. Dazu zählen neben den Aufgaben des allgemeinen und besonderen Hilfs- und Rettungsdienstes in den örtlichen Gemeinden auch der Flugrettungsdienst.

Hinsichtlich einer Mindestausstattung und eines Mindestpersonalstandes ist die Landesregierung befugt, dieses vorzuschreiben. Voraussetzung dafür ist jedoch, dass ein Vertrag mit einer anerkannten Rettungsorganisation besteht, es sich um eine Gemeinde mit mehr als 25.000 Einwohnern handelt und die Berücksichtigung der gegebenen örtlichen und sachlichen Verhältnisse. Dafür müssen die nach den Grundsätzen und anerkannten Me-

---

[19]http://www.ris.bka.gv.at/GeltendeFassung.wxe?Abfrage=LrOO&Gesetzesnummer=1000 0262 (29.08.2012)

thoden der medizinischen Wissenschaft notwendigen Gerätschaften und Einrichtungen zur Durchführung eines qualifizierten Rettungs- und Krankentransportdienstes vorhanden sein.

Dieses Gesetz betrifft jene Gemeinden, welche einen Vertrag mit einem ortsansässigen Rettungs- und Krankentransportdienst abgeschlossen haben. Ihre Aufgabe ist es, die Sicherstellung der Leistungen eines anerkannten Hilfs- und Rettungsdienstes mittels Abschluss eines privatrechtlichen Vertrages zu gewährleisten.

Für die voestalpine Stahl GmbH bedeutet das, dass dieses Landesgesetz zwar gewisse Vorschreibungen hinsichtlich Personal und Material beinhaltet, jedoch nur in Bezug auf den jeweils örtlichen Rettungsdienst. Eine spezielle Bevorratung für Industriebetriebe regelt dieses Gesetz jedoch nicht.

8.2.6 Allgemeine Richtlinien für den Katastrophenschutz in Oberösterreich[20]

Bei den Allgemeinen Richtlinien für den Katastrophenschutz in Oberösterreich handelt es sich um einen Arbeitsbehelf, welcher eine einheitliche und koordinierte Organisation im Falle einer Katastrophe auf Gemeinde-, Bezirks- und Landesebene sicherstellen soll. Die erarbeiteten Richtlinien sollen für alle Einsatzorganisationen des Bundeslandes eine theoretische und praktische Grundlage bilden.

Die Komplexität und Vielfältigkeit vergangener Bedrohungsszenarien, aber auch wissenschaftliche, technische und praktische Entwicklungen waren Anlass zur Anfertigung dieser Richtlinien.

Es ist Aufgabe der oberösterreichischen Landesregierung diesen Arbeitsbehelf durch den oberösterreichischen Landesfeuerwehrverband erstellen zu lassen und am aktuellen Stand zu halten. Eine Regelung dazu findet sich im O.ö. KatSchG im II. Abschnitt – Vorbeugender Katastrophenschutz § 10 (Punkt 8.2.4).

Diese Richtlinien sollen insbesondere die rechtlichen Grundlagen, die Beschreibung des Warn- und Alarmsystems, der Führungs- und Stabsfunktionen sowie Grundzüge bezgl.

---

[20] http://www.ooelfv.at/Dienstordner/4_KHD/4.5_Dienstanweisungen/RLKatSchutz2008.pdf (30.08.2012)

Abwehr- und Bekämpfungsmaßnahmen bei absehbaren Katastrophen enthalten. Den zuständigen Behörden und Einsatzorganisationen ist das Gesamtwerk kostenlos zur Verfügung zu stellen.

Die Punkte Material und Bevorratung beziehen sich ausnahmslos auf die Ausstattung der Einsatzzentrale und den sonstigen Führungseinrichtungen inklusive aller Stabs- und Unterstützungsfunktionen im Falle einer Katastrophe. Im Anhang der allgemeinen Richtlinien für den Katastrophenschutz finden sich dazu spezielle Checklisten.

8.2.7 Sanitätergesetz[21]

Seit dem Jahr 2002 existiert in Österreich das Sanitätergesetz. Dabei handelt es sich um ein Bundesgesetz, welches die Ausbildung und Tätigkeiten der österreichischen Rettungs- und Notfallsanitäter regelt. Dieses Gesetz findet sowohl bei hauptberuflichem als auch bei ehrenamtlichem Personal Anwendung.

Neben den Ausbildungen und Tätigkeiten sind im Sanitätergesetz auch noch der Geltungsbereich, die Pflichten und die Voraussetzungen zum Erwerb der allgemeinen und der besonderen Notfallkompetenzen geregelt. Dieses Bundesgesetz behandelt die wesentlichen Themen, die für eine berufliche oder ehrenamtliche Tätigkeit im Rettungsdienst vorausgesetzt werden und bildet somit eine rechtliche Absicherung für beide Seiten – im Falle eines Arbeitsverhältnisses für den Arbeitgeber und dem Arbeitnehmer.

8.3. Zusammenfassende Betrachtung der gesetzlichen Regelungen, Vorschriften und Verordnungen

Für einen gesetzeskonformen Betrieb eines Stahlwerks wie der voestalpine Stahl GmbH und dem Rettungsdienst in Form einer Werksrettung gibt es eine Unmenge an Auflagen, Vorschriften, Verordnungen und Gesetze. Die Betrachtungsweise musste in zwei Schritten geschehen. Zum einen greifen behördliche und mit unter politische Aufgaben im Bereich der voestalpine Stahl GmbH ein und zum anderen Vorschriften und Statuten im Sinne eines Vereinswesens im Bezug auf den Werksrettungsdienst. Da es sich bei der Werksrettung der voestalpine aber um eine Berufsrettung handelt, müssen beide Komponenten miteinander verbunden werden. Diese Auflagen alle zu kennen, richtig zu deuten und am

---

[21]http://www.ris.bka.gv.at/GeltendeFassung.wxe?Abfrage=Bundesnormen&Gesetzesnummer=20001744 (29.10.2012)

Ende korrekt umzusetzen ist mit Sicherheit Aufgabe der zuständigen Juristen und Manager.

Um welch komplexes Thema es sich dabei handelt, zeigt sich spätestens beim Umfang der zu erfüllenden Auflagen. Dabei müssen zum Beispiel Arbeitsstättenverordnungen mit Arbeitnehmerschutz und Industrieunfallverordnung mit Gewerbeordnung in Einklang gebracht werden. Ebenso verhält es sich beim Rettungsdienst mit seinen Vorschriften und Verordnungen, dazu kommen noch Landesgesetze für das Rettungswesen und den Katastrophenschutz.

Einen gewissen gesetzlichen Überblick sollten sich aber auch die Rettungsdienstverantwortlichen aneignen, um etwaige Missstände oder formale Abweichungen schon im Vorfeld zu erkennen und dem entsprechend entgegenwirken zu können.

Jeder einzelne Rettungsdienstmanager muss sich seiner Aufgabe und seiner Verantwortung gegenüber seinen Mitarbeitern und nicht zuletzt seinem Arbeitgeber, in diesem Falle die voestalpine Stahl GmbH, bewusst sein. Dazu ist es notwendig, sich das dafür notwendige Basiswissen anzueignen und in regelmäßigen Abständen auch zu evaluieren.

Die durchgeführten Literaturstudien und Recherchearbeiten ergaben keinen Hinweis auf eine gesetzlich vorgeschriebene Materialbevorratung für einen Industrieunfall in der voestalpine Stahl GmbH. Einzelne Vorschriften für Bevorratungen stützten sich jeweils auf die ortsansässigen Rettungsdienste, deren Fahrzeuge oder aber auf die Ausstattung von Einsatzzentralen zur Führungsunterstützung.

Diese Materialbevorratungen werden selbstverständlich auch bei der Werksrettung getroffen. Dabei unterscheiden sich diese nur geringfügig zu jenen der umliegenden Dienststellen des Roten Kreuzes. Unterschiede finden sich nur in den mitgeführten Gerätschaften, welche für die speziellen Anforderungen im Werksgelände notwendig sind.

Wie es in den restlichen acht österreichischen Bundesländern funktioniert ist leider nicht bekannt. Da es sich teilweise um Landesgesetze handelt, kann es fallweise zu unterschiedlichen Anwendungen kommen.

Im kommenden Kapitel riskiert der Autor einen Blick über die Grenzen zu unseren Nachbarn in Deutschland.

Tabelle 1: Auszug aus den angeführten Gesetzen, Verordnungen und Vorschriften

	Relevante Gesetze, Verordnungen und Vorschriften (AUSZUG)
1.	Allgemeine Richtlinien für den Katastrophenschutz http://www.ooe.landesfeuerwehrverband.at/dienstordner/4_KHD/4.5_Dienstanweisungen/RLKatSchutz 2008.pdf
2.	Anstaltsordnung für die Werksambulanz des BMZ
3.	Arbeitnehmerschutzgesetz (AschG) http://www.ris.bka.gv.at/GeltendeFassung.wxe?Abfrage=Bundesnormen&Gesetzesnummer=10008910
4.	Arbeitsstättenverordnung (AStV) http://www.ris.bka.gv.at/GeltendeFassung.wxe?Abfrage=Bundesnormen&Gesetzesnummer=10009098
5.	Bescheidvorschreibungen durch Grundsatzbescheide
6.	Rahmenvorschrift "Großunfälle" http://www.roteskreuz.at/nocache/organisieren/organisation/wer-wir-sind/rechtliche-grundlagen/vorschriften/grossunfall/
7.	Durchführungsvorschrift für den Rettungs- und Krankentransportdienst
8.	Gewerbeordnung (GewO) 1994
9.	Industrieunfallverordnung (IUV) www.ris.bka.gv.at/GeltendeFassung.wxe?Abfrage=Bundesnormen&Gesetzesnummer=20002192
10.	Interner Notfallplan der voestalpine
11.	Katastrophenschutzgesetz (KatSchG) http://www.ris.bka.gv.at/GeltendeFassung.wxe?Abfrage=LrOO&Gesetzesnummer=20000459
12.	O.Ö. Rettungsgesetz 1988 http://www.ris.bka.gv.at/GeltendeFassung.wxe?Abfrage=LrOO&Gesetzesnummer=10000262
13.	Rahmenvorschrift "Großunfälle" http://www.roteskreuz.at/nocache/organisieren/organisation/wer-wir-sind/rechtliche-grundlagen/vorschriften/grossunfall/
14.	Sanitätergesetz http://www.ris.bka.gv.at/GeltendeFassung.wxe?Abfrage=Bundesnormen&Gesetzesnummer=20001744

Quelle: eigene Darstellung, Nov. 2012

9. Die Abteilung „Arbeitssicherheit" der voestalpine Stahl GmbH

In Kapitel neun wird die Abteilung Arbeitssicherheit der voestalpine Stahl GmbH kurz vorgestellt. Diese Abteilung ist neben der Prävention von Arbeitsunfällen auch für die Einhaltung der Arbeitsschutzverordnungen verantwortlich und arbeitet eng mit dem Arbeitsinspektorat zusammen.

Ein fixer Bestandteil bei der Prävention von Arbeitsunfällen in der voestalpine Stahl GmbH ist das Team der Abteilung Arbeitssicherheit. Diese Expertengruppe ist zuständig für die Arbeitsschutzstrategie und der Bewusstseinsbildung in Bezug auf Arbeitssicherheit am Werksgelände. Neben ihren umfassenden Tätigkeiten am Standort Linz betreibt die Abteilung seit einigen Jahren die ArbeitnehmerInnen-Unterweisung im Rahmen einer Sicherheitsviertelstunde auf Meisterebene.

Seit dem Jahr 2006 wird diese Unterweisung auch mittels einer E-Learning-Plattform zur Verfügung gestellt. Ziel dieses Systems war es, alle MitarbeiterInnen am Standort zu erreichen und zu aktuellen Sicherheits- und Gesundheitsthemen sowie Erkenntnisse aus Ereignisanalysen Stellung zu nehmen.

Die Arbeitssicherheit der voestalpine Stahl GmbH führt am Standort Linz regelmäßige Evaluierungen bzw. Gefährdungsbeurteilungen durch. Die Ermittlung, die daraus resultierende Beurteilung und die anschließende Beseitigung von Gefahren am Arbeitsplatz ist ein wichtiger Bestandteil der Arbeit. Diese Maßnahmen, inklusive einer lückenloser Dokumentation, sind für alle Unternehmen nach dem ArbeitnehmerInnenschutzgesetz (AschG) verpflichtend.

Über das Intranet der voestalpine Stahl GmbH besteht jederzeit die Möglichkeit, Einsicht in aushangpflichtige Gesetze, Verordnungen und Erläuterungen zu sicherheitsrelevanten Themen zu nehmen. Eine enge Kooperation besteht auch mit der Allgemeinen Unfallversicherungsanstalt (AUVA) in Linz, welche führend in der Prävention von Unfällen und Berufskrankheiten ist.

10. Allgemeine Unfallversicherungsanstalt (AUVA)[22]

Die AUVA in Österreich legt sehr großes Augenmerk auf die Unfallverhütung und den Gesundheitsschutz. Selbstverständlich arbeitet auch die Abteilung Arbeitssicherheit der voestalpine Stahl GmbH eng mit dieser Interessensgemeinschaft zusammen. Dieses Kapitel soll einen kurzen Überblick über das Leistungsspektrum der AUVA geben.

Bei der AUVA handelt es sich um eine Interessensgemeinschaft der Arbeitgeber und Arbeitnehmer in Österreich. Die Allgemeine Unfallversicherungsanstalt bietet für rund 4,7 Millionen Versicherte alle Leistungen der gesetzlichen Unfallversicherung. Neben der Unfallheilbehandlung, Rehabilitation sowie finanzieller Entschädigung bei Arbeitsunfällen und Berufskrankheiten ist die Verhütung von Arbeitsunfällen und Berufskrankheiten eine zentrale Kernaufgabe.

Zu den Aufgaben der AUVA zählt auch die Prävention und in diesem Sinne die Unfallverhütung und der Gesundheitsschutz. Dabei besteht die Möglichkeit, dass Präventionsberater in einzelne Betriebe kommen und dort mit Betroffenen Informations- und Beratungsgespräche führen sowie gemeinsam Lösungen für Sicherheitsprobleme erarbeiten.

Ein Bereich der Allgemeinen Unfallversicherungsanstalt ist der Unfallverhütungsdienst. Bei dem von der AUVA zur Verfügung gestellten Unfallverhütungsdienst handelt es sich um keine Behörde, vielmehr steht sie als Servicestelle den Betrieben in beratender Funktion zur Seite.

Ein Einfluss auf eine zusätzliche KAT-Materialbevorratung für den Rettungsdienst der voestalpine bei einem Industrieunfall besteht jedoch nicht.

---

[22] http://www.auva.at/mediaDB/754204_Alles%20aus%20EINER%20Hand.pdf
(31.10.2012)

11. Ein Blick über den Tellerrand nach Deutschland

In Kapitel elf blickt der Autor über die Landesgrenzen zu unseren deutschen Nachbarn. In Form eines Interviews bei zwei großen deutschen Stahlwerken wird ein kurzer Vergleich der Einsatzstrategie mit der Werksrettung der voestalpine Standortservice GmbH angestrebt. In einer abschließenden kurzen Betrachtung kommt es zu einer Gegenüberstellung zwischen den beiden deutschen Stahlwerken und dem Standort Linz.

Deutschland mit seiner Größe und seinen knapp 82 Mio. Einwohner gehört europaweit zu einem sehr bedeutenden Industriestandort. Als eines der größten Wirtschaftsländer Europas und der Welt beherbergt es naturgemäß unzählige Groß- und Industriebetriebe. Das Ruhrgebiet ist für seine frühzeitige Industrialisierung und seine Eisenhütten bekannt. Doch auch im nördlichen Bremen und im Osten des Bundesgebietes sind große Stahlfirmen ansässig.

Für einen Vergleich mit der voestalpine Stahl GmbH wurden die Firmen Salzgitter Stahl und Technologie GmbH sowie ArcelorMittal Bremen GmbH kontaktiert, welche nachfolgend Einblick in deren Arbeit und Strategie gewähren.

Um den Vergleich zu vereinfachen und die Unterschiede besser hervorzuheben wurde per Email ein Kontakt zu den verantwortlichen Leitern hergestellt. In diesem Email galt es sieben Fragen in Form eines schriftlichen Interviews zu beantworten.

11.1 ArcelorMittal Bremen GmbH[23]

Genau wie die voestalpine Stahl GmbH in Linz an der Donau, so ist ArcelorMittal Bremen GmbH an der Weser ein starker Wirtschaftsmotor für die Region Bremen. Neben zwei Anlagen in Hamburg und Duisburg verfügt das Unternehmen auch über die beiden Standorte Bremen und Eisenhüttenstadt mit integrierten Hüttenwerken. Somit verfügt ArcelorMittal in Deutschland über insgesamt vier Produktionsstandorte mit über 6.000 Mitarbeitern. In der Region um Bremen gilt das Unternehmen mit seinem ca. 7 km² großen Werksgelände als zweitgrößter Arbeitgeber.

---

[23] http://www.arcelor-bremen.com/ (26.09.2012)

ArcelorMittal ist weltweit der größte Stahlkonzern und mit seinen insgesamt 282.000 Mitarbeitern in 60 Werken in 27 Ländern rund um den Globus vertreten. ArcelorMittal Bremen zählt zum weltgrößten Stahlkonzern ArcelorMittal, dessen Zentrale sich in Luxemburg-Stadt befindet.

Für die Fragen bei ArcelorMittal Bremen GmbH stand dankenswerterweise Herr Volker Kraft als Assistent des Gesundheitsdienstes für Rede und Antwort zur Verfügung. Leitender Betriebsarzt und für den Werksrettungsdienst verantwortlich ist Herr Dr. med. Spahlinger.

- „Materialbevorratung versus Einsatztaktik bei einem Industrieunfall – gibt es gesetzliche Vorgaben?"

In Deutschland gibt es bei den Feuerwehren formale Unterscheidungen zwischen Betriebs- und Werkfeuerwehren. Die Betriebsfeuerwehr kommt einer „freiwilligen" Wehr gleich und hat im Regelfall nur sehr wenige hauptberufliche Einsatzkräfte. Die Einsatzkräfte werden bei Bedarf aus der Belegschaft der Produktion heraus alarmiert. Eine Werkfeuerwehr kommt in Ausstattung und Qualifikation einer öffentlichen Berufsfeuerwehr gleich. Die überwachende Behörde ist in beiden Fällen die Berufsfeuerwehr Bremen. Diese Regelungen unterscheiden sich jedoch in den einzelnen Bundesländern etwas.

Bei ArcelorMittal wird der Werksrettungsdienst getrennt von der Werkfeuerwehr geführt. Außer bei medizinischen Fragen hat bei kombinierten Einsätzen der Einsatzleiter der Werkfeuerwehr das Weisungsrecht. Der Werksrettungsdienst ist in die Abteilung Gesundheitsdienst integriert und übernimmt neben dem Rettungsdienst auch die arbeitsmedizinische Betreuung. Die Ausstattung der werksweiten Verbandkästen und Augenspülstationen übernehmen ebenfalls die Kollegen der Abteilung Gesundheitsdienst. Die Ausbildung der Ersthelfer erfolgt durch die Rettungsassistenten, welche die Zulassung der Berufsgenossenschaft besitzen. Neben diesen Aufgaben unterstützen die Kollegen des Rettungsdienstes den Gesundheitsdienst auch bei der Prävention, Ergonomie am Arbeitsplatz, der Baustellensicherheit und bei der Wiedereingliederung von erkrankten oder verunfallten Kollegen. Durch die RTW-Besatzung wird eine 24h-Ambulanz betrieben, in welcher sich die Mitarbeiter mit allen Sorgen und „Wehwehchen" einfinden können. Auf Wunsch wird auch bei privaten Erkrankungen oder Verletzungen eine Erstversorgung übernommen.

- „Ist der Rettungsdienst nur für das Werksgelände zuständig oder auch für das angrenzende Umland?"

Die Notrufabfrage und die Koordination der Einsätze erfolgen zentral über die werksinterne Feuer- und Rettungsleitstelle. Alarmiert wird über Funkmeldeempfänger. Einsätze außerhalb des Werksgeländes im nahen Umland werden durch die Bremer Werksretter nicht gefahren. Der Transport der Patienten in die städtischen Kliniken wird allerdings durch den eigenen Rettungsdienst abgewickelt. Bei Bedarf erfolgt auch von dort wieder eine Rückholung ins Werksgelände.

- „Wie viele Mann, bzw. Fahrzeuge sind rund um die Uhr im Einsatz?"

Die Abteilung Gesundheitswesen besteht aus drei Betriebsärzten, welche alle die Qualifikation zum Notarzt besitzen. Vier arbeitsmedizinische Assistenten und zwei Mitarbeiter im Betriebsbüro übernehmen die notwendigen Verwaltungs- und Koordinationsaufgaben. Insgesamt zehn Rettungsassistenten sind im Schichtdienst beschäftigt und besetzen jeweils im Zweierteam den RTW in einem 24h-Stunden-Dienst. Grundsätzlich erfolgt bei Notarzteinsätzen ein Parallelalarm des öffentlichen Notarztes, welcher durch die Berufsfeuerwehr Bremen entsandt wird.

- „Gibt es bei Ihnen gesetzliche Vorgaben hinsichtlich der Personalstärke?"

Eine gesetzliche Vorgabe bei der Personalstärke ergibt sich im Rettungsdienst aus dem Tarifvertrag (IG-Metall, 35h-Woche) und der EU-Arbeitszeitregel, welche sich auf die Höchstarbeitszeit von 48 Stunden pro Woche bezieht. Die Fahrzeugbesatzung durch zwei Rettungsassistenten ergibt sich aus dem Bremischen Hilfeleistungsgesetz, welches über eine Regelung der Berufsgenossenschaften direkte Anwendung findet.

- „Können Sie bei einem größeren Unfall mit mehreren Verletzten/Erkrankten eigenständig abtransportieren oder benötigen Sie Hilfe durch einen externen Rettungsdienst?"

Bei einem größeren Unfall mit mehreren Verletzten oder Erkrankten ist der betriebliche Rettungsdienst nur für „individuelle" Einsätze vorbereitet. Bei Einsätzen mit mehr als zwei Betroffenen wird sofort über die Berufsfeuerwehr Bremen Hilfe und Unterstützung nachgefordert und das dortige Konzept für einen Massenanfall von Verletzten (MANV) genutzt.

Durch die Qualifizierung der Werkfeuerwehr ist aber die Erstversorgung von ca. fünf Verletzten personell und materiell durchführbar.

- „Haben Sie für Großunfälle/Industrieunfälle umfangreiches Kat-Material gelagert?"

Für einen Industrieunfall oder sonstigen Störfall, welcher durch seine Bedrohung möglicherweise auch außerhalb der Werkgrenzen gefährlich wird, werden im Rettungsdienst keine Katastrophenschutzvorräte gelagert. Wie bereits erwähnt, wird in einem solchen Fall das MANV-Konzept der Berufsfeuerwehr Bremen genutzt.

- „Wie viele Personen betreuen Sie am Werksgelände?"

Die Einsatzkräfte bei AcelorMittal Bremen betreuen auf ca. 6 km² rund 5.000 Personen. Als Fahrzeuge dienen ihnen dazu zwei RTW auf Basis Mercedes Sprinter 416 CDI und VW LT 46. Im Jahr 2011 absolvierten die Werksretter rund 740 Einsätze, davon ca. 40 Notarzteinsätze, zusätzlich hatte die Ambulanz ohne den Arbeitsmedizinischen Dienst ca. 2.585 Patientenkontakte.

Ähnlich wie in der voestalpine in Linz setzt sich das eigentliche Bremer Werk aus Hochöfen, Stahl- und Walzwerken, Galvanisierungsanlagen und Instandsetzungsbetrieben zusammen. Dazu kommen noch zwei Hafenanlagen, mehrere Bahnhöfe, einem Kraftwerk und diverse andere Anlagen.

11.2 Salzgitter AG[24], Eisenhüttenstadt

Bei der Fa. Salzgitter Service und Technik GmbH handelt es sich um ein Unternehmen der Salzgitter Gruppe. Dieser traditionsreiche deutsche Konzern legt seinen Fokus in der Geschäftstätigkeit – genau wie die voestalpine Stahl GmbH – auf Stahl und Technologie.

Der Konzern beschäftigt derzeit ca. 25.500 Mitarbeiter und umfasst nahezu 200 nationale und internationale Tochter- und Beteiligungsgesellschaften. Wie auch die voestalpine Stahl GmbH, so hat sich auch der Salzgitter AG Konzern durch nachhaltiges internes und externes Wachstum zu einem der führenden Stahl- und Technologiekonzerne in Europa entwickelt.

---

[24] http://www.salzgitter-ag.com/de/Konzern/ (23.09.2012)

Für die Beantwortung der Fragen stellte sich dankenswerterweise Herr Detlev Schwalenberg zur Verfügung. Herr Schwalenberg ist Lehrrettungsassistent bei der Werkfeuerwehr der Fa. Salzgitter Service und Technik GmbH.

- „Materialbevorratung versus Einsatztaktik – gibt es gesetzliche Vorgaben?"

Der Rettungsdienst am Werksgelände ist eine Teilaufgabe der Werksfeuerwehr. Bei der Werksfeuerwehr der Fa. Salzgitter AG handelt es sich um eine anerkannte hauptamtliche Werksfeuerwehr mit 126 Mitarbeitern. Diese verteilen sich auf drei Wachabteilungen. Von den 28 Mitarbeitern einer Wachabteilung verfügen neun Mitarbeiter pro Wachabteilung über eine rettungsdienstliche Ausbildung. Die Notärzte werden durch die Fachabteilung Arbeitsmedizinischer Dienst gestellt. Die Aufgaben des Arbeitsmedizinischen Dienstes unterscheiden sich nicht zu denen der voestalpine Stahl GmbH. Die Ausnahme bildet nur der Rettungsdienst.

- „Ist der Rettungsdienst nur für das Werksgelände zuständig oder auch für das angrenzende Umland?"

Bei Salzgitter AG steht der Rettungsdienst vorrangig nur für Rettungsdiensteinsätze auf dem Werksgelände zur Verfügung. In Ausnahmefällen und auch nur dann, wenn das Fahrzeug nicht durch einen internen Einsatz gebunden ist, wird der Rettungsdienst der Berufsfeuerwehr Salzgitter unterstützt.

- „Wie viele Mann, bzw. Fahrzeuge sind rund um die Uhr im Einsatz?"

Für den Rettungsdienst am Werksgelände werden täglich zwei RTW in einer 24-Stunden-Schicht vorgehalten. Besetzt sind die Fahrzeuge mit einem Rettungsassistenten und einem Rettungssanitäter. Eines der beiden Fahrzeuge wird innerhalb der Öffnungszeiten der Werksambulanz mit einem Notarzt besetzt und kommt dadurch als NAW zum Einsatz.

- „Gibt es bei Ihnen gesetzliche Vorgaben hinsichtlich der Personalstärke?"

Rettungsdienst ist in Deutschland eine Angelegenheit der Länder. Das bedeutet, die Rettungsdienstgesetze der einzelnen Bundesländer sind unterschiedlich gefasst. Im vorliegenden Fall legt das niedersächsische Rettungsdienstgesetz die Besetzung der einzelnen Rettungsmittel fest. Gleichfalls werden in diesem Gesetz auch die Aus- und Fortbildung des Personals geregelt. Eine Ausnahme jedoch gibt es. Auf Privatgelände – in diesem Fall das Werksgelände der Fa. Salzgitter AG – findet es keine Anwendung. Dafür wurde die niedersächsische Werksrettungsdienstverordnung erlassen in welchem für den personellen Bereich nun auch das Rettungsdienstgesetz wieder Anwendung findet.

Gesetzlich geregelt ist darin die Fahrzeugbesetzung im Rettungsdienst:

- Krankentransportwagen:
  2 Rettungssanitäter (oder 1 Rettungsassistent und 1 Rettungssanitäter)
- Rettungstransportwagen:
  1 Rettungsassistent und 1 Rettungssanitäter
- Notarzteinsatzfahrzeug:
  1 Rettungsassistent

- Rettungstransporthubschrauber:
  1 Rettungsassistent

- „Können Sie bei einem größeren Unfall mit mehreren Verletzten/Erkrankten eigenständig abtransportieren oder benötigen Sie Hilfe durch einen externen Rettungsdienst?"

Da nur zwei RTW im 24-Stunden-Dienst zur Verfügung stehen, ist die Kapazität bei einem Einsatz mit mehreren Verletzten oder Erkrankten naturgemäß schnell erschöpft. In diesem Fall werden zur Unterstützung Rettungsmittel der Berufsfeuerwehr Salzgitter angefordert. Sollte es sich um einen Massenanfall von Verletzen handeln – einem sogenannten MANV-Fall – so kommen die Schnelleinsatzgruppen (SEG) der einzelnen Hilfsorganisationen zum Einsatz.

- „Haben Sie für Großunfälle/Industrieunfälle umfangreiches KAT-Material gelagert?"

Für größere Schadenslagen am Werksgelände der Fa. Salzgitter AG gibt es eine Vorrats-haltung an entsprechendem Material.

- „Wie viele Personen betreuen Sie am Werksgelände?"

Die Größe des Werksgeländes der Fa. Salzgitter AG beträgt ca. 10 km². Am Standort werden ca. 10.000 Mitarbeiter der unterschiedlichen Konzernfirmen betreut. Zur Bewältigung der Aufgaben stehen dem Rettungsdienst zwei RTW vom Typ Mercedes Sprinter mit Fahrtec-Ausstattung zur Verfügung.

Das Aufgabengebiet der Werksfeuerwehr umfasst verschiedene unterschiedliche Dienstleistungen. Dazu zählen neben dem Rettungsdienst auch spezielle feuerwehrtechnische Ausbildungen. Darunter fallen neben dem Tauchdienst und der Höhenrettung auch vorbeugender und abwehrender Brandschutz sowie ein Atemschutzkompetenzzentrum.

Für die Mitarbeiter der Konzernfirmen werden Schulungen in Erster Hilfe und im Umgang mit persönlicher Schutzausrüstung, aber auch Brandschutz- und Atemschutzunterweisungen angeboten. Nebenbei hat die Feuer- und Rettungswache der Salzgitter Service und Technik GmbH den Status einer staatlich anerkannten Lehrrettungswache.

11.3 Zusammenfassende Betrachtung der beiden deutschen Stahlwerke

Der Blick nach Deutschland zu zwei vergleichbaren Unternehmen zeigt uns, dass die Organisation des werksinternen Rettungsdienstes ähnlich strukturiert ist. Zum einen ist der Rettungsdienst in das Feuerwehrwesen, jedoch mit strikter Trennung der rettungsdienstlichen und feuerwehrtechnischen Arbeit eingebunden und zum anderen wieder einem arbeitsmedizinischen Bereich zugeordnet.
Für die Bewältigung eines größeren Szenarios fehlen allen Rettungsdiensten die personellen und materiellen Ressourcen. Jede Werksrettung, egal ob voestalpine Stahl GmbH, ArcelorMittal Bremen oder Salzgitter, muss für die Bewältigung von derartigen Aufgaben und den Abtransport der Patienten um externe Unterstützung bitten.

Konkrete gesetzliche Vorgaben gibt es im Feuerwehrwesen und in der personellen Besetzung der Rettungsfahrzeuge. Diese Vorgaben können wiederum von Bundesland zu Bundesland bzw. Landkreis unterschiedlich sein und sind somit in Deutschland Ländersache.

Mit Ausnahme der Fa. Salzgitter AG wird sonst in keinem Unternehmen zusätzliches KAT-Material zur Bewältigung für Groß- oder Industrieunfälle gelagert. Auch diese Firmen bedienen sich bei einem etwaigen MANV externer Rettungskräfte. Dabei kommen entweder Sondereinheiten der Berufsfeuerwehr oder sogenannte ehrenamtliche Schnelleinsatzgruppen unterschiedlicher Hilfsorganisationen zum Einsatz.

Während die Bremer Werksretter, wie auch die Kollegen der voestalpine Stahl GmbH, ausschließlich für die Mitarbeiter am Werksgelände tätig werden, so helfen die Kollegen der Fa. Salzgitter bei Notfällen und Engpässen auch einmal ihren externen Kollegen aus. Dies jedoch nur dann, wenn das eigene Fahrzeug nicht durch einen internen Notfall gebunden ist.

Die unterschiedlichen gesetzlichen Gegebenheiten sowohl in Deutschland als auch in Österreich lassen einen direkten Vergleich nur schwer zu. Tatsache ist, dass sich die Arbeitsweisen der Werksrettungsdienste nur minimal im eigenen Bereich unterscheiden. Unterschiedliche Aufgabengebiete erfordern oftmals spezielle Gerätschaften oder Zusatzausstattungen, welche die Werksretter letztendlich vom öffentlichen Rettungsdienst unterscheiden.

Die Werksrettungsdienste sind, genau wie alle öffentlichen Rettungsdienste auch, Spezialisten in ihrem doch sehr gefahrengeneigten und sensiblen Arbeitsumfeld.

12. Empfehlung – Einsatztaktik

Das Kapitel zwölf beschäftigt sich mit einer Empfehlung und einer eventuell daraus resultierenden Einsatztaktik. Basis dafür liefern die bis hierher vorliegenden Ergebnisse der Arbeit.

Das Ergebnis der vorliegenden Arbeit zeigt, dass es im oberösterreichischen Raum keine explizit definierte Vorgabe für die Bevorratung von zusätzlichem KAT-Material im Falle eines Groß-/Industrieunfalles für Großbetriebe gibt. Die Werksrettung der voestalpine Stahl GmbH kann im Bedarfsfall auf die KAT-Materialen der umliegenden Bezirke zugreifen. Erforderlich ist eine Alarmierung über die Rettungsleitzentrale in Linz mit einem ungefähren Lagebild. Daran schließt sich die Entsendung der Hilfseinheiten (Schnelleinsatzgruppen) mit einem entsprechenden Auftrag. Verbrauchtes Material kann anschließend der voestalpine Stahl GmbH in Rechnung gestellt oder über den Katastrophenhilfsfond des Landes Oberösterreich angefordert werden.

Für die voestalpine Stahl GmbH als größten Arbeitgeber in Oberösterreich bedeutet das zum aktuellen Zeitpunkt, dass es durch das Nichtvorhandensein eines zusätzlichen KAT-Materials zu keiner Pflichtverletzung im Rettungsdienst kommt.

Daraus ergibt sich bei einem Industrieunfall notwendigerweise eine optimale Einsatztaktik in Verbindung mit einer strukturierten Ausrückeordnung der werkseigenen Einsatzmittel.

In puncto Einsatztaktik sind alle Notfallsanitäter der Werksrettung voestalpine bereits in unterschiedlichen Stufen ausgebildet. Seitens des Roten Kreuz Oberösterreich wird bei der Ausbildung zum Gruppen- und Zugskommandanten, aber natürlich auch in der Offiziersausbildung ein erheblicher Teil an Einsatztaktik unterrichtet.

Beim Werksrettungsdienst der voestalpine sind alle Kollegen bereits zum Zugskommandanten ausgebildet und unterstützen die sieben Offiziere bei ihrer Arbeit im Bezirksrettungskommando. In den Ausbildungen werden immer wieder Seminare mit dem Thema „1. SEW vor Ort" abgehalten sowie der Aufbau einer Sanitätshilfsstelle und die Verwendung des Patientenleitsystems (PLS) geübt.
Im Folgenden soll in Form einer Checkliste der Ablauf eines Notrufes mit dem Einsatzstichwort „Großunfall/Industrieunfall" veranschaulicht werden.

Nach Eingang des Notrufes sind die Fahrzeuge durch die Mitarbeiter mit voller PSA zu besetzten. Dabei gilt es beim Eintreffen am Berufungsort folgende Punkte abzuarbeiten.

Maßnahmen des 1. SEW vor Ort:

- Sicherheitsabstand einhalten und auf etwaige Gefahren achten
- Notwendige Warnbekleidung anlegen und sich als Einsatzleiter kenntlich machen
- Anschließend erste Lagerückmeldung an die Leitstelle
- Daran schließt sich die Lageerkundung, welche folgende Informationen für die Leitstelle und die nachfolgenden Rettungsmittel beinhalten sollte:

  - Art und Umfang des Ereignisses
  - Mit welchen Gefahren ist an der Einsatzstelle zu rechnen: Strom, Gase, gefährliche Stoffe, usw.
  - Ungefähre Anzahl der Patienten/Betroffenen mit einem geschätzten Schweregrad der Verletzung/Erkrankung (leicht, mittel, schwer)
  - Überblick über die Art der vorliegenden Verletzungen/Erkrankungen (internistische, traumatologische oder Verbrennungsnotfälle)
  - Bedarf es einer technischen Rettung mit speziellen Mitteln
  - Gibt es Besonderheiten in Bezug auf die Anfahrtswege der nachrückenden Kräfte

- Ständige Verbindung und Kontakt zur Leitstelle und den anderen Einsatzorganisationen
- Anforderung externer Hilfsorganisationen für den Aufbau und die Inbetriebnahme einer Sanitätshilfsstelle
- Organisation eines Lotsendienstes für externe Einsatzkräfte
- Sensibilisierung der externen Einsatzkräfte in Bezug auf das industrielle Einsatzgebiet und dem entsprechenden Gefährdungspotenzial
- Errichtung eines Wagenhalteplatzes und Einweisung der nachfolgenden Fahrzeuge zu diesem definierten Bereich
- Errichtung einer Verletztenablage sowie die Festlegung der Triage
- Verwendung des Patientenleitsystems (PLS)

- Aufgabenverteilung an die nachrückenden Einsatzkräfte unter Bedachtnahme des Ausbildungsstandes (Kommandanten in Leiterfunktionen einsetzen)
- Laufende Evaluierung der Lage
- Information und Absprache mit dem ersteintreffenden Notarzt oder dem Leitenden Notarzt

Sollte ein derartiges Szenario außerhalb der Kernarbeitszeit stattfinden und nur drei Notfallsanitäter im Dienst sein, werden diese bei der Abarbeitung der obigen Punkte an ihre Leistungsgrenzen stoßen. Naturgemäß wird anfänglich eine Patientenbehandlung durch die Notfallsanitäter der Werksrettung nicht durchführbar sein.

Vielmehr gilt es, durch die erfahrenen Kollegen den Einsatz in den ersten 15 Minuten so zu koordinieren und zu lenken, dass es zu keiner Verlagerung des Ereignisses vom Schadensort in die umliegenden Krankenhäuser kommt. Dafür sorgen ein strukturierter Einsatzablauf, eine Triage unter Verwendung des PLS und das Errichten und Betreiben einer Sanitätshilfsstelle.

Die angesprochene Einsatztaktik in Verbindung mit der oben angeführten Checkliste stellt ausschließlich eine Empfehlung dar und erhebt keinen Anspruch auf Vollständigkeit. Des weiteren muss eine Taktik immer den vorherrschenden Gegebenheiten angepasst werden.

Die Erstellung einer vielfach anwendbaren Einsatztaktik für den Werksrettungsdienst der voestalpine würde den Rahmen dieser Arbeit sprengen. Wichtig ist die optimale Koordination und Abstimmung innerhalb der werkseigenen Einsatzkräfte unter Zuhilfenahme von Checklisten und der jahrelangen Erfahrungen einzelner Kollegen.

13. Schlussfolgerungen und Ausblick

Den Abschluss dieser Arbeit bilden die Schlussfolgerungen, wesentliche Erkenntnisse der Arbeit und die sich daraus ableitenden Ergebnisse. Daran schließen sich eine Empfehlung und der Ausblick in die Zukunft.

Ziel war die Beantwortung der Forschungsfrage:

„Gibt es für den Rettungsdienst im Werksgelände gesetzliche Vorschriften in Bezug auf Materialbevorratung bei größeren Schadenslagen am Standort Linz?"

Den hermeneutischen Teil dieser Arbeit bildete ein Literaturstudium sowie die Recherche der aktuellen Gesetzeslage im Internet. Ein Blick zu unseren deutschen Nachbarn sollte auf Basis eines Interviews mit zwei Rettungsdienstleitern einen möglichen Vergleich an- streben und lieferte somit einen kurzen empirischen Exkurs in dieser Master Thesis.

Aus den gewonnenen Erkenntnissen konnte schlussendlich die Forschungsfrage mit ei- nem klaren Nein beantwortet werden. Das Studium ergab jedoch Aufschluss über das Zu- sammenspiel einer Unmenge an Gesetzen, Vorschriften, Verordnungen, etc., welche die Arbeit für einen Werksrettungsdienst wesentlich prägen können. Es werden spezielle An- forderungen an das Personal, das Material, die Ausrüstung aber auch an die Ausbildung gestellt und lassen somit oftmals einen direkten Vergleich mit einem öffentlichen Ret- tungsdienst nicht zu.

Es zeigt sich, dass Gesetze sehr oft mit „Gummiparagrafen" gespickt und dadurch „dehn- bar" werden. Für die Beantwortung der Forschungsfrage wurde allerdings kein explizit formulierter Paragraf entdeckt, welcher bei einer industriellen Schadenslage eine beson- dere KAT-Materialbevorratung für das verantwortliche Unternehmen vorschreibt.

Bei der Beantwortung der gestellten Fragen an die Rettungsdienstleiter im benachbarten Deutschland zeigte sich eine ähnliche Situation wie bei den Werksrettern in der voestalpi- ne Stahl GmbH. Unterschiede gibt es lediglich im Bereich der einzelnen Tätigkeiten und im Umfang der personellen und materiellen Vorhaltung.

Aus diesen Ergebnissen resultiert eine Empfehlung an den Werksrettungsdienst der vo-estalpine Stahl GmbH in Form einer adäquaten Einsatztaktik in Verbindung mit einer struk-turierten Ausrückeordnung. Die angesprochene Einsatztaktik wird aufgrund der vorherr-schend geringen Personalbesetzung bereits seit Jahren permanent angewendet. Auch der äußerst gute Kontakt zu den umliegenden Bezirken und zum Rot Kreuz Landesverband Oberösterreich bieten die Möglichkeit bei entsprechender Notwendigkeit auf deren KAT-Materialen zurückzugreifen.

Wichtig für eine ausgewogene und homogene Zusammenarbeit aller Einsatzorganisatio-nen, sowohl interner als auch externer Einheiten, ist das Üben unterschiedlichster Szena-rien. Im Rahmen einer Großschadensübung wurde damit im Herbst 2011 erstmals begon-nen, Polizei, Arbeitersamariterbund, Berufsfeuerwehr Linz und Medienvertreter in solche Szenarien mit einzubinden. Sinnvoll wären solche Übungen mit einer regelmäßigen Wie-derkehr im Abstand von zwei bis drei Jahren.

Ein wesentlicher Blick in die Zukunft startet in der voestalpine Stahl GmbH im Oktober 2012. Dabei gilt es die einzelnen Disponenten der Notrufnummern 122, 133 und 144 in einer gemeinsamen neuen Nachrichtenzentrale zu vereinen. Durch diese gemeinsame Tätigkeit unter einem Dach verbessern sich zum einen die Dispatch- und Responsezeiten erheblich und es kommt in Folge zu einer enormen Effizienzsteigerung und einer nachhal-tigen Qualitätsverbesserung. Die Zusammenlegung der internen Einsatzorganisation er-fordert wiederum eine konsequente Anpassung der Einsatztaktik und eine stufenweise Ausrückeordnung der Einsatzmittel.

Für die Zukunft wäre ein gemeinsamer Erfahrungsaustausch innerhalb der Werksret-tungsdienste in Österreich und im benachbarten Ausland im Sinne einer nachhaltigen Qualitätsverbesserung bzw. einer Qualitätssteigerung äußerst sinnvoll. Zum einen sind es die unterschiedlichen Aufgabengebiete und zum anderen die unterschiedlichen Arbeits-weisen und –techniken, welche im Rahmen eines interdisziplinären Forums vorgestellt und diskutiert werden könnten.

Literaturverzeichnis

Allgemeine Richtlinien für den Katastrophenschutz in Oberösterreich, Information vom 30.08.2012, http://www.ooelfv.at/Dienstordner/4_KHD/4.5_Dienstanweisungen/RLKatSchutz2008.pdf

Amtsleiter, Magistrat Linz: „Alter" Grundsatzbescheid, GZ 66-2/1-1953

ArbeitnehmerInnenschutzgesetz, Information vom 21.08.2012, http://www.ris.bka.gv.at/GeltendeFassung.wxe?Abfrage=Bundesnormen&Gesetzesnummer=10008910

Arbeitsstättenverordnung, Information vom 21.08.2012, http://www.ris.bka.gv.at/GeltendeFassung.wxe?Abfrage=Bundesnormen&Gesetzesnummer=10009098

ArcelorMittal Bremen GmbH, Information vom 26.09.2012, http://www.arcelor-bremen.com/

AUVA, Alles aus einer Hand – Die Serviceleistungen der AUVA, Information vom 30.10.2012, http://www.auva.at/mediaDB/754204_Alles%20aus%20EINER%20Hand.pdf

Csillag, H./Kaar, J.: Anstaltsordnung für die Werksambulanz des Betriebsmedizinischen Zentrums der voestalpine Stahl GmbH, 2007.

Durchführungsvorschrift „Großunfälle" LV OÖ des ÖRK – Teil 1 Einstufung und Alarmierung, Stand 15.03.2005

Industrieunfallverordnung, Information vom 08.08.2012, www.ris.bka.gv.at/GeltendeFassung.wxe?Abfrage=Bundesnormen&Gesetzesnummer=20002192

O.ö. Katastrophenschutzgesetz (OÖ KatSchG) – § 2 Begriffsbestimmungen, Landesgesetzblatt für Oberösterreich, Nr. 32, 2007.

O. ö. Katastrophenschutzgesetz, Information vom 29.08.2012, http://www.ris.bka.gv.at/GeltendeFassung.wxe?Abfrage=LrOO&Gesetzesnummer=20000459

O. ö. Rettungsgesetz 1988, Information vom 29.08.2012, http://www.ris.bka.gv.at/GeltendeFassung.wxe?Abfrage=LrOO&Gesetzesnummer=10000262

Österreichisches Rotes Kreuz: Rahmenvorschrift „Großunfälle", 2007, Information vom 23.08.2012 http://www.roteskreuz.at/nocache/organisieren/organisation/wer-wir-sind/rechtliche-grundlagen/vorschriften/grossunfall/

Rotes Kreuz Landesverband Oberösterreich: Durchführungsvorschrift für den Rettungs- und Krankentransportdienst, 2011.

Rotes Kreuz Landesverband Oberösterreich: Durchführungsvorschrift „Großunfälle", 2005.

Salzgitter AG, Information vom 23.09.2012, http://www.salzgitter-ag.com/de/Konzern/

Sanitätergesetz, Information vom 29.10.2012, http://www.ris.bka.gv.at/GeltendeFassung.wxe?Abfrage=Bundesnormen&Gesetzesnumm er=20001744

Urschitz, Magistrat Linz: „Neuer" Grundsatzbescheid, GZ 501/SO-1000/84

Verordnung über Arbeitsmedizinische Zentren, Information vom 21.08.2012, http://www.ris.bka.gv.at/GeltendeFassung.wxe?Abfrage=Bundesnormen&Gesetzesnumm er=10009020

Verordnung über die Gesundheitsüberwachung am Arbeitsplatz, Information vom 21.08.2012, http://www.ris.bka.gv.at/GeltendeFassung.wxe?Abfrage=Bundesnormen&Gesetzesnumm er=10009034

Vlcek, J./Muckenhuber, E./ Huber, A.: Interner Notfallplan der voestalpine Stahl GmbH, 2009.

voestalpine: Die Geschichte der voestalpine, Information vom 14.07.2012, www.voestalpine.com/group/de/konzern/historie

voestalpine: Historie, Information vom 11.07.2012, www.voestalpine.com/group/de/konzern

voestalpine: Information der Öffentlichkeit über die Sicherheitsmaßnahmen und das richtige Verhalten bei einem Industrieunfall, Information vom 19.07.2012, www.voestalpine.com/group/static/sites/default/downloads/de/presse/Umwelterklaerung_2 011.pdf

Abkürzungsverzeichnis

AG	Aktien Gesellschaft
AKH	Allgemeines öffentliches Krankenhaus der Stadt Linz
AMLS	Advanced Medical Life Support
ASB	Arbeiter Samariter Bund
ASchG	Arbeitnehmerschutzgesetz
AStV	Arbeitsstättenverordnung
AUVA	Allgemeine Unfallversicherungsanstalt
BGBl	Bundesgesetzblatt
BMZ	Betriebsmedizinisches Zentrum
BTF	Betriebsfeuerwehr
CO-Anteil	Kohlenstoffmonoxid-Anteil (chemische Verbindung mit der Summenformel CO)
GewO 1994	Gewerbeordnung von 1994
GmbH	Gesellschaft mit beschränkter Haftung
KatSchG	Katastrophenschutzgesetz
KDO	Kommando
KHD - Anhänger	Katastrophenhilfsdienst-Anhänger
KHD - Lager	Katastrophenhilfsdienst – Lager
KIT	Kriseninterventionsteam
LD-Stahlwerk	Linz-Donawitz (Verfahren)
LV	Landesverband
LZA	Luftzerlegungsanlage
MANV	Massenanfall von Verletzten
NAW	Notarztwagen
NEF	Notarzteinsatzfahrzeug
NFS	Notfallsanitäter
NKA	Notfallkompetenz Arzneimittellehre
NKV	Notfallkompetenz Venenzugang und Infusion
ÖAMTC	Österreichischer Automobil und Touring Club
OÖ	Oberösterreich
ÖRK	Österreichisches Rotes Kreuz
PHTLS	Pre Hospital Trauma Life Support
PLS	Patientenleitsystem

PSA	Persönliche Schutzausrüstung
RKT - Dienst	Rettungs- und Krankentransportdienst
RLZ	Rettungsleitzentrale
RTH	Rettungstransporthubschrauber
RTW	Rettungstransportwagen
SAR	Search and Rescue
SEG	Schnelleinsatzgruppe
SMS	Short Message Service
UKH	Unfallkrankenhaus Linz

Tabellenverzeichnis

Tabelle1:

Auszug aus den angeführten Gesetzen, Verordnungen und Vorschriften (Quelle: eigene Darstellung, Nov. 2012)

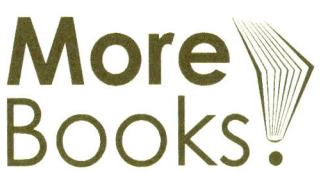
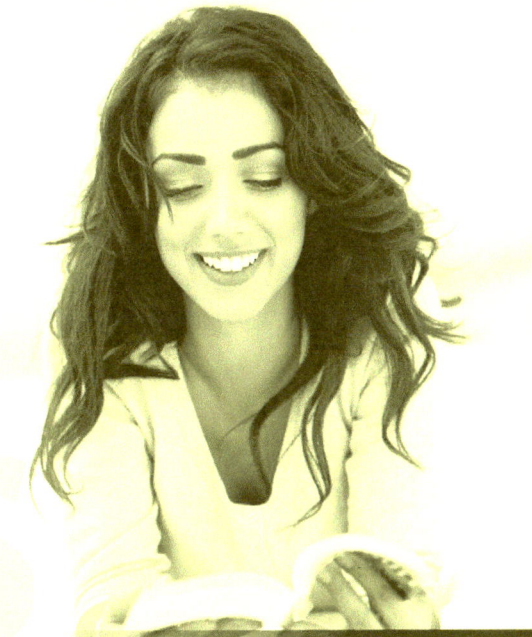
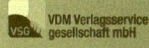

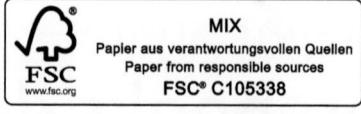
Printed by Books on Demand GmbH, Norderstedt / Germany